ESSAI

SUR LES

PARALYSIES INTESTINALES

POST-LAPAROTOMIQUES

PAR

Le Dʳ P. BATIGNE

ANCIEN INTERNE DES HOPITAUX DE MONTPELLIER
ANCIEN INTERNE LAURÉAT DES HOPITAUX DE PARIS

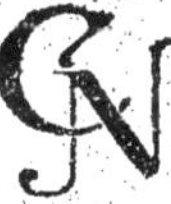

PARIS

C. NAUD, ÉDITEUR

3, RUE RACINE, 3

1903

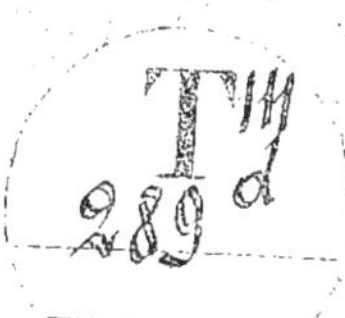

ESSAI

SUR LES

PARALYSIES INTESTINALES

POST-LAPAROTOMIQUES

DU MÊME AUTEUR

Communication sur le traitement de la pleurésie purulente par la pleurotomie. *Académie des sciences et lettres de Montpellier*. Section de médecine. Séance du 5 décembre 1887.

Recherches sur le minimum perceptible de l'olfaction et de la gustation chez les épileptiques (En collaboration avec MM. Ch. Féré et P. Ouvry). *Société de biologie*, 30 juillet 1892.

Note sur les empreintes de la pulpe des doigts et des orteils (En collaboration avec M. Ch. Féré). *Société de biologie*, 22 octobre 1892.

Étude de la sensation de pression chez les épileptiques (En collaboration avec MM. Ch. Féré et P. Ouvry). *Société de biologie*, 12 novembre 1892.

Note sur un nouveau cas d'asphyxie locale des extrémités avec lésions congénitales de la peau, chez un épileptique (Par MM. Ch. Féré et P. Batigne). *Revue de médecine*, 1892, p. 891.

Note sur les anomalies du testicule chez les dégénérés et en particulier sur les inversions de l'épididyme (par MM. Ch. Féré et P. Batigne). *Revue neurologique*, 1893, p. 384.

Note sur quelques phénomènes de compression du nerf cubital, produits par l'apophyse sus-épitrochléenne (Par MM. Féré et Batigne). *Revue neurologique*, 15 février 1894.

Arthrite sèche du genou avec productions osseuses simulant, par leur disposition, des fragments d'une fracture ancienne de la rotule (Par MM. P. Batigne et P. Sainton). *Société anatomique*, novembre 1896.

Élimination d'une portion d'intestin, 13 jours après une hystérectomie abdominale totale pour fibrome (Par M. P. Batigne). *Société anatomique*, janvier-février 1897.

Fixation expérimentale du rein (Par MM. Derocque et Batigne). *Société anatomique*, juillet 1897.

Hématocèle rétro-utérine par rupture de grossesse tubaire (Par M. P. Batigne). *Société anatomique*, décembre 1897.

Fracture exposée de la jambe ; traitement antiseptique du foyer ; coaptation, immobilisation ; retard de consolidation (Par le Dr P. Batigne). *Progrès médical*, 18 novembre 1899.

Traitement chirurgical de l'infection péritonéale post-opératoire précoce chez la femme, in-8, 91 p. Carré et Naud. Paris, 1898 (Par le Dr P. Batigne).

Sur le rôle de la prédisposition dans la genèse des troubles psychiques vrais qui se produisent après les opérations gynécologiques (Par le Dr P. Batigne). *Gazette des hôpitaux*, 3 juin 1899.

Note sur un cas de plaie de la région parotidienne avec troubles dans le territoire de la branche externe du spinal (Par le Dr P. Batigne). *Revue neurologique*, 1899, p. 679.

Angiome fibro-myomateux du doigt (Par MM. Batigne et Gandy). *Bull. Société anat.*, 13 décembre 1901, p, 687.

ESSAI

SUR LES

PARALYSIES INTESTINALES

POST-LAPAROTOMIQUES

PAR

Le Dʳ P. BATIGNE

ANCIEN INTERNE DES HOPITAUX DE MONTPELLIER
ANCIEN INTERNE LAURÉAT DES HOPITAUX DE PARIS

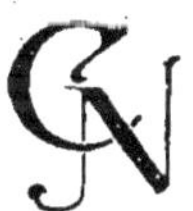

PARIS

C. NAUD, ÉDITEUR

3, RUE RACINE, 3

—

1903

A MON PÈRE

LE DOCTEUR Ed. BATIGNE

Hommage de profond respect.

INTRODUCTION

Le rôle de l'intestin, comme source d'infection, n'est pas à démontrer.

On sait, que suivant une expression célèbre, le tube digestif est un *laboratoire de poisons* ; que les microbes pullulent au sein des cavités digestives, qu'ils y trouvent des conditions de milieu, de température, de nutrition éminemment favorables à leur développement, et qu'une foule d'affections reconnaissent, comme point de départ, les altérations qui se produisent au sein même de l'appareil digestif.

Que les modifications soient dues aux actions directes des bactéries sur les aliments ; qu'elles résultent des sécrétions de ces bactéries elles-mêmes, ou bien encore qu'elles émanent de la présence de matières nocives directement introduites soit avec les matières solides, soit avec les boissons, il n'en est pas moins vrai que, soit surtout par l'intensité propre de leur action, soit encore à cause de la plus ou moins grande faiblesse de résistance opposée par la vitalité des parois, les poisons morbides digestifs partent de ce point de départ précis et pénètrent au sein de l'économie tout entière, où ils sont capables de produire les désordres les plus grands, si les cellules de l'organisme, si les émonctoires naturels sont impuissants à réagir contre cet envahissement.

Il suffit de se remémorer le rôle si efficace de la médication purgative, l'action si souvent bienfaisante de l'antisepsie intestinale, les conséquences si funestes, en ce cas, du mauvais fonctionnement du filtre rénal ou du foie, pour apprécier comme il convient l'importance de cette source d'infection.

Ce rôle de l'intestin, qui est constant, mais qui se trouve masqué durant l'état de santé par la résistance d'un terrain normal; ce rôle bien évident dans une foule d'affections qui lui empruntent toute leur gravité; ce rôle, dis-je, voit également son action très accrue par certaines interventions chirurgicales, et tout particulièrement, on le comprend, par les manœuvres intra-abdominales qui intéressent plus ou moins directement les viscères.

C'est le but de ce travail, de montrer la part considérable qu'il prend dans les suites opératoires, de dire qu'il existe toujours, tantôt avec un minimum d'action, tantôt au contraire très développé, tantôt éphémère, tantôt durable, tantôt bien en évidence, tantôt presque complètement masqué par la confluence d'autres symptômes, tantôt enfin exerçant seul son action, tantôt encore agissant concurremment avec d'autres éléments étiologiques.

Une telle cause ne saurait être laissée de côté, et je crois bien faire d'y insister dans ce travail, non pas certes que j'aie la prétention de signaler du nouveau, mais surtout parce que je crois qu'elle est quelque peu diminuée dans le cadre de la pathologie abdominale, et, que le spectre des septicémies, si grandissant depuis l'ère contemporaine, a attiré à son profit une grande partie de l'attention que les anciens donnaient aux accidents que j'étudie ici.

On sait que « toutes les opérations qui intéressent le péritoine, alors même qu'elles ont été faites dans les meilleures
conditions, amènent constamment quelques perturbations
dans le fonctionnement des organes abdominaux » (1).

On sait que les troubles ainsi produits se révèlent tout particulièrement par une modification plus ou moins intense
et plus ou moins durable dans la contractibilité musculaire ;
que, par suite, le fonctionnement des tuniques intestinale
et vésicale se trouve, de la sorte, momentanément modifié ;
et enfin, que les modifications consistent en un état paré-
tique, voire même paralytique de l'intestin, tel, qu'il peut en
résulter les plus graves conséquences.

Estimant que ces phénomènes n'ont pourtant pas, dans le
cortège des accidents post-opératoires, la place qu'il serait
juste, cependant, de leur assigner, et que quoiqu'ancienne-
ment *remarqués,* ils ont peut-être été trop oubliés devant
le tableau si menaçant des infections suraiguës post-opératoires, je me propose de les étudier ici avec quelques détails,
d'aborder leur pathogénie, d'examiner enfin leurs suites.

Il est vrai, la liste serait longue à citer des auteurs qui ont
vu des accidents de cette nature, et l'on sait bien qu'instruits
et suffisamment avertis dès l'origine des laparotomies, les

---

(1) Quénu. *Nouv. arch. et d'obst. de gyn.,* 1894, p. 423.

chirurgiens ont prescrit une surveillance minutieuse de la vessie et de l'intestin, et qu'ils savaient encore que si ces mêmes phénomènes peuvent manquer du côté du réservoir urinaire, ne s'y montrant jamais, du reste, qu'avec une faible intensité, et d'ailleurs sans retentissement sur l'état général ; au contraire, du côté de l'intestin, des phénomènes parfois d'ailleurs peu intenses et passagers, peuvent en d'autres circonstances attirer toute l'attention par la gravité de leurs allures.

Donc le fait n'est pas nouveau ! Il est bien connu !

Plusieurs points le sont malheureusement beaucoup moins. C'est d'abord l'interprétation du phénomène ; mais ce sont *surtout* les conséquences qui peuvent en résulter pour l'état général.

Pendant un temps trop long, on a considéré uniquement les phénomènes locaux ; on a décrit sommairement la distension abdominale, la gêne consécutive de la respiration, etc..., etc... La paresse intestinale était considérée comme un coin du tableau, comme un simple élément de la symptomatologie, et surtout enfin seulement, comme une *conséquence* de lésoins phlegmasiques voisines, elles-mêmes bien plus importantes.

Or, vraiment, faut-il ne voir dans cet état de l'intestin qu'une sorte d'épiphénomène, un accident témoignage d'une irritation de voisinage, et lui-même, sans retentissement général, et sans autre inconvénient que celui qui résulte d'une gêne apportée aux mouvements du diaphragme ou de la production de phénomènes réflexes ?

Ou bien, plutôt, ne faudrait-il pas craindre que, en raison de la nature même de son contenu et de l'importance physiologique de ses parois, tous les troubles capables d'attenter à l'intégrité de ces dernières peuvent avoir sur la santé générale une répercussion des plus fâcheuses ?

*
* *

Le fait que dans certaines circonstances le contenu intestinal peut se modifier et entraîner par son action nocive les troubles les plus variés est connu depuis longtemps, et l'on peut bien dire que l'*idée de stercorémie* par troubles intestinaux, n'est pas née d'hier.

Doucet nous dit que « au xv° siècle, Barthélemy et Montagnana avaient émis l'hypothèse de l'infection par les matières fécales qui pourrissaient dans les anses intestinales étranglées... » (1).

D'après ce même auteur « Canac est tenté de reconnaître comme cause de la mort dans l'obstruction intestinale une sorte d'intoxication particulière qu'il désigne sous le nom de coprohémie, et il trouve une preuve de cette intoxication dans ce fait que, dans les cas où il se produit un écoulement libre des matières fécales, cela suffit à amener la fin des accidents » (2).

Humbert (3) fait d'abord remarquer que les matières intestinales sont éminemment putrescibles, et que leur absorption fait naître la septicémie.

Il dit très nettement : « l'intestin renferme dans un grand nombre d'états pathologiques des substances putrides et les absorbe », d'où « septicémie intestinale » (p. 5).

Il dit plus loin encore : « on est en droit de supposer, *a priori,* l'existence d'une septicémie d'origine intestinale, quand on considère la puissance d'absorption de l'intestin, son étendue, les nombreuses conditions de putridité des matières qui le parcourent. » (P. 28.)

Il dit enfin : « la rapidité de la putréfaction et de l'absorption des matières putrides peut varier suivant un grand

---

(1) Doucet. Contrib. à l'étude de la septic. intestino-périt. *Thèse,* Paris, 1888, p. 9.

(2) *Ibid.,* p. 9.

(3) Humbert. Étude sur la septicémie intestinale. *Thèse,* Paris, 1872.

nombre de circonstances telles que la nature et la durée de la maladie ou de la lésion anatomique initiale, l'état de la muqueuse, l'âge et la constitution du malade, les affections antérieures ou intercurrentes. » (P. 39.)

Godart (1) définit l'ensemble des troubles dus à l'arrêt des matières « un véritable état typhique, causé... par la résorption des miasmes contenus dans les matières stercorales ».

Barnes (2) attribue une grande importance à la résorption des matières *excrémentitielles,* et pense, lui aussi, « qu'une véritable *coprémie* peut résulter de cet état », lorsqu'il écrit : « l'obstruction du rectum amène des désordres rétrogrades dans le tube digestif. Il en résulte de la flatulence, des formes variées de dyspepsie, de la toxémie par suite de l'absorption des produits de la décomposition des matières fécales. »

Pour Billroth (3) « la fièvre, chez certains individus sensibles, se développe plus souvent qu'on ne croit à la suite d'une constipation durant plusieurs jours ».

Pour Olshausen (4), la paralysie de la musculature provoque, « si elle ne disparaît pas, les symptômes de l'iléus » et « amène la mort par la résorption du contenu intestinal décomposé ».

Avec Championnière (5), nous voyons que pour toutes les laparotomies « les rétentions fécales sont communément causes de fièvre » et que « avec les théories de l'empoisonnement par la plaie, seules causes de fièvre, avec les idées de septicémie toujours due au traumatisme, on a beaucoup oublié les faits de cet ordre que connaissaient très bien les anciens ».

---

(1) GODART Constant. *Thèse doct.,* Paris, 1875, p. 13.
(2) R. BARNES. Traité clinique des maladies des femmes. Trad. Cordes. Paris, 1876, p. 646.
(3) BILLROTH. In VERCHÈRE. *Revue de chirurgie,* 1888, t. VIII, p. 569-570.
(4) Voy. TIXIER. *Thèse,* Lyon, 1897, p. 249.
(5) CHAMPIONNIÈRE. Cure radicale des hernies. Paris, 1892, p. 428.

Pour Barnard et Poupon (1) « la mort dans les lésions de l'abdomen survient quelquefois par pseudo-étranglements ».

Verchère qui a développé ses idées dans un mémoire important (2) nous dit que le rôle de la septicémie intestinale est capital dans l'infection abdominale.

Récemment encore Ramsay (3) mettait en lumière l'intoxication par les ptomaïnes de l'intestin.

Et l'on trouve enfin dans l'édition récente de Fr. Trèves, sur l'obstruction intestinale, maintes preuves des griefs qu'il impute au contenu du tube digestif. (4)

Est-il utile d'insister ici plus longuement pour démontrer que le fait de la nocivité du contenu intestinal n'est pas précisément nouveau (?) (5).

Hé bien ! il faut cependant le reconnaître, on n'a jamais pénétré bien avant dans l'étude de cette nocivité ; on s'est fort peu inquiété de la cause des altérations intestinales, de la nature des produits issus de ces modifications, des conséquences de leur action.

Pourquoi cela ?

La raison de cette abstention réside bien certainement, surtout dans le développement progressif et prépondérant des septicémies péritonéales. Il est, en effet, parfaitement évident (nous le verrons ultérieurement) que la *plus grande part* de l'état que nous étudions ici relève des phlegmasies de la grande séreuse.

Ces affections, d'abord non classées et entourées d'obscu-

---

(1) In *Thèse* DOUCET, p. 12, *loc. cit.*
(2) *Rev. de chir.*, 1888, t. VIII.
(3) RAMSAY. *Am. Journ. of. obst.* V. XL, p. 71, 1899, july-décember.
(4) Intestinal obstruction By F. TRÈVES. New and revised edition. London, 1899, p. 280 et seq. 435, 492, 559.....
(5) On retrouve cette idée de la nocivité des produits intestinaux par l'organisme à la base des doctrines de BROUSSAIS et de BEAU. V : A. MATHIEU. Traité des mal. de l'estom. et de l'intestin. Paris, 1901, p. 343.

rité par suite de l'insuffisance de nos connaissances bactériologiques, ont bientôt pris de l'extension grâce aux recherches modernes, et se sont finalement élevées sur les ruines du shock, de l'anémie, de l'intoxication médicamenteuse... constituant un état à symptomatologie vive et éclatante, accaparant toute l'attention par des allures parfois foudroyantes attirant toute la thérapeutique à cause de ses conséquences si souvent fatales, et somme toute, devant un tableau si saisissant, en présence d'une évolution si dramatique, on comprend, on s'explique que les paralysies intestinales aient été un peu laissées de côté.

Il serait juste cependant de remettre les choses en leur place, et s'il est vrai que le péritoine « résorbe avec une intensité et une rapidité parfois foudroyante les toxines sécrétées à sa surface », faudra-t-il pour cela laisser de côté la *stercorémie* par atonie des parois et par stase intestinale ?

Humbert (très souvent cité dans ce travail), l'a déjà dit (1) :

« Sans nier la part qui revient aux produits d'inflammation développés à la surface du péritoine, il faut toujours tenir compte de l'absorption des produits septiques qui a lieu dans la cavité même de l'intestin. »

Nous savons que l'inflammation du péritoine s'accompagne de paralysie de l'intestin ; mais allons plus loin encore, disons avec Forgue et Reclus (2) : « la paralysie intestinale résultant de la péritonite a un rôle pathogénique indéniable dans l'aggravation des accidents » et, de plus, au lieu de nous en tenir à la simple constatation de cet état, recherchons quelle part doit être particulièrement attribuée, dans le cortège des accidents infectieux, à la seule septicémie intestinale, née de cette paralysie.

*

---

(1) Humbert. *Loc. cit.*, p. 72.
(2) Traité de thérapeut. chirurg., 2e édit., t. II, p. 826.

Tout d'abord nous tenons à établir :

Qu'il est fort malaisé, pour bien des motifs que les quelques lignes qui précèdent laissent entrevoir, de donner un tableau d'ensemble de la symptomatologie engendrée par la paralysie des tuniques de l'intestin.

A. — Il existe, en effet, bien des degrés dans l'évolution des symptômes, depuis l'atonie intestinale, depuis l'état de parésie et d'affaiblissement musculaire pur et simple, jusqu'à la paralysie véritable ; et il faut reconnaître qu'entre le simple arrêt fécal de quelques jours qui fait prononcer le mot de constipation, et la stagnation totale qui rappelle l'occlusion intestinale, il y a place pour de très nombreux intermédiaires.

B. — De plus, cet état de paresse intestinale, cet état *local,* qui, dans un très grand nombre de cas, existe isolément, ou si l'on veut : d'une manière tout à fait prédominante, et de façon à ne point passer inaperçu ; cet état qui, si fréquemment, est à peu de chose près le seul accident digne de remarque, et constitue, enfin, le seul ennui, la seule préoccupation, le seul point surveillé ; cet état, dis-je, se trouve parfois confondu dans une bruyante symptomatologie, noyé dans une atmosphère de symptômes généraux, on ne peut plus dramatiques, et accompagné d'autres phénomènes locaux dont la valeur peut le disputer à la sienne, en sorte que l'attention ne saurait être uniquement concentrée de ce côté.

C. — J'ajouterai encore que cette affection ne relève pas d'un seul et unique élément étiologique. — Les causes directes, il est vrai, sont fort inégales comme importance, et nous verrons l'une d'elles l'emporter sur toutes les autres avec une remarquable prédominance ; mais encore un coup, le point de départ n'est pas toujours le même. — Et si nous ajoutons à cela, qu'ici comme toujours en pathologie, la question du terrain revendique hautement ses droits, et que les résistances individuelles sont loin de se présenter de la même manière, n'en sera-ce pas assez pour émettre cette proposition, *à savoir* : que le type « *paralysie intestinale* » n'est point une entité morbide, et ne se trouve pas suffisamment *dégagé* pour appeler une description *unique* ?

D. — Et puis enfin, dans la très grande majorité des cas, ce type ne marche pas *seul*. On voit malheureusement évoluer à côté de lui, parallèlement à lui, *influençant sa marche,* de nombreuses complications opératoires dont la plus grave et la plus saisissante est la phlegmasie du péritoine, mais qui peuvent encore s'appeler le schock, le collapsus, l'urémie post-opératoire... etc.

Il est donc bien difficile de donner, par description unique, une juste idée de ce que l'on doit entendre par paralysie intestinale ; aussi pensons-nous que pour obvier à ce très réel écueil, mieux vaut s'adresser à quelques types bien nets, de valeur pronostique différente, et représentant chacun dans son degré de gravité, le syndrome le plus complet.

* *
*

Mais d'abord, quelques remarques encore.

L'observation clinique nous apprend que les phénomènes, que nous allons passer en revue, se présentent avec une constance *absolue* et qu'il n'est pas un seul cas, on peut le dire, dans lequel il n'y ait tout au moins un état de *parésie* plus ou moins accentuée, pour si léger soit-il.

Examinons les malades opérés, consultons les détails des observations, nous remarquerons que tous les laparotomisés accusent ce certain degré de paresse de l'intestin, et que :

Chez quelques-uns, il existe des éructations,

Chez presque tous, du ballonnement,

Chez tous, un arrêt des matières et des gaz, dont la durée est, d'ordinaire, fort heureusement momentanée.

De plus, l'analyse détaillée nous apprend aussi *que* l'on peut toujours, dans chaque cas, établir une division en symptômes locaux et signes de réaction générale ; *que* ces derniers se montrent à leur minimum d'intensité s'il y a parésie, et laissent alors presque seuls en lumière les phénomènes locaux; *qu'ils* constituent, au contraire, dans les cas plus élevés en gravité, un ensemble qui frappe tout d'abord, et qui va même jusqu'à effacer les accidents proprement intestinaux.

Ceci posé, prenons les opérations les plus simples, régulières de tous points, les opérations exécutées sans incidents fâcheux, n'ayant point exigé de manœuvres prolongées, d'explorations laborieuses; après ces interventions il va falloir, durant 24 heures, non seulement surveiller la vessie (qu'il sera le plus souvent nécessaire de vider par le cathétérisme *aseptique*), mais encore ne pas perdre de vue et ne pas cesser d'observer, avec soin, l'état de l'intestin, et se tenir prêt à intervenir à la moindre indication.

Dans ces cas, l'observation directe nous révèle que les tuniques intestinales restent silencieuses durant une période minima de 48 heures. Elle nous apprend qu'il est habituel d'observer un peu de ballonnement abdominal, des éructations intermittentes, très variables comme nombre et comme intensité, mêlées, dès le début, aux vomissements anesthésiques, mais persistant le lendemain « se manifestant surtout à chaque ingestion de liquide » et disparaissant enfin au bout de 48 heures, quelquefois de 3 jours, même de 4 jours, avec l'émission de gaz par l'anus.

Voilà ce qui constitue l'état ordinaire, l'état en quelque sorte *classique,* celui qu'il faut s'attendre à rencontrer souvent, et qui, *de nos jours,* se trouve le plus fréquemment observé.

Si je dis « *de nos jours* », c'est parce que, jadis, loin d'attendre, comme il est rationnel de le faire avec une légitime impatience, le réveil de la contractilité intestinale, les opérateurs en redoutaient au plus haut point les mouvements. Ils craignaient, produite par eux, la diffusion possible de l'in-

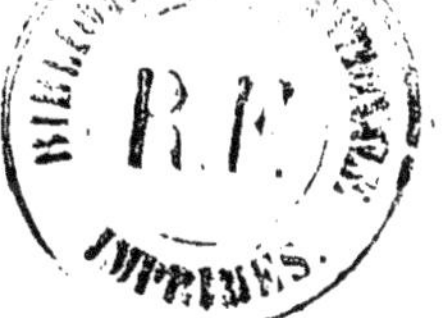

fection ; à cause du péristaltisme ils s'attachaient, par la médication opiacée, à obtenir l'immobilisation des viscères ; quelquefois même, ils poussaient la crainte jusqu'à arrêter l'émission des selles durant plusieurs jours.

Lawson Tait(1) nous raconte « qu'on attribuait autrefois une très grande importance, dans toutes les opérations abdominales, à la nécessité de maintenir la malade constipée ; il nous dit avoir eu, à ce moment, l'habitude de prendre des mesures actives pour les empêcher d'aller à la selle pendant *dix* ou *douze* jours. »

Il est, d'ailleurs, juste de reconnaître que l'auteur a, depuis cette époque, totalement changé sa manière de faire, puisqu'il a dit aussi, d'une façon fort explicite, en somme :

« S'il n'est pas nécessaire de purger la malade, je laisse faire l'intestin, et j'ordonne aux gardes d'administrer un lavement d'eau chaude aussitôt qu'elle exprime le désir d'aller à la selle, et de le répéter toutes les 3 ou 4 heures jusqu'à effet voulu. »

Et puisqu'il écrit encore, un peu plus loin (2) :

« En ce qui touche aux garde-robes après une opération abdominale, j'ai entièrement perdu toutes les craintes traditionnelles, et je ne fais jamais rien pour les empêcher de se produire comme d'habitude ; en réalité, j'ai coutume de donner des laxatifs quelques heures après l'opération, et, à mon avis cette innovation a contribué dans une certaine mesure à l'augmentation de mes succès. »

Déjà, en 1865, malgré l'opinion exprimée par Lefort, qui prétendait (à propos d'étranglement herniaire) que la rétention des matières n'est pas la cause immédiate des accidents, et que ceux-ci « sont dans une certaine mesure indépendants de l'arrêt ou de l'accumulation des matières » ; malgré cette

---

(1) L. Tait. Traité des maladies des ovaires. Trad. Olivier. Paris, 1886.
(2) Lawson Tait. *Loc. cit.*, p. 396.

opinion, Chassaignac accusait formellement l'opium de faire disparaître les symptômes en laissant le mal, et de donner ainsi au chirurgien une sécurité pouvant être fatale au malade(1).

Aujourd'hui, toute laparotomisée qui, après 48 heures, n'a donné, ni gaz, ni matières, est fort étroitement surveillée, de manière à ne point laisser *persister, s'aggraver, se compliquer,* un état de la nocivité duquel on ne peut se désintéresser; un état, source de complications des plus dangereuses, et dont la connaissance peut et doit nous permettre de nous armer d'une manière efficace.

*
* *

La description sommaire qui vient d'être faite pourrait, ce nous semble, être considérée comme s'appliquant à un premier type, type bénin, bien nettement et fréquemment observé, et dans lequel la paralysie se dégage dans toute sa clarté.

Malheureusement il est loin d'en être toujours ainsi. Parfois, les suites opératoires sont plus graves, plus troublées, plus sombres comme pronostic. Mais ici la description devient très difficile, et ces très réelles difficultés résultent surtout d'une complexité plus grande dans l'étiologie, la pathogénie, et aussi de l'apparition de symptômes de voisinage.

Nous verrons, il est vrai, plus loin (et pour ce motif nous n'insistons pas en ce moment sur ce point) que le syndrome de l'atonie intestinale est la résultante d'éléments étiologiques divers, quoique fort inégaux dans leur valeur génératrice, et que souvent, il fait partie d'un vaste tableau dans lequel il n'est point *seul* à concourir à l'effet total.

Cependant, ce qui tout d'abord éclate aux regards dans ce

---

(1) Voy. *Gaz. hebdom.,* 17 février 1865, p. 97 et *Soc. de chirurgie,* 1865, 4 et 11 janvier.

2ᵉ type, c'est que la lésion locale « paralysie » est plus marquée et que ses conséquences directes sont plus évidentes. C'est qu'elle se révèle par un ballonnement progressif qui augmente rapidement ; c'est que le diaphragme est refoulé au point de comprimer la partie inférieure des poumons et de déplacer la limite du cœur, que les fausses côtes se trouvent repoussées en dehors ; c'est enfin que la surface abdominale est tendue, luisante, que parfois les anses intestinales en arrivent à dessiner leurs circonvolutions sous la paroi, que la sonorité à la percussion est exagérée, générale, descendant jusqu'aux régions inguinales, s'élevant jusqu'à l'appendice xyphoïde, que la palpation est absolument impuissante à retrouver le foie et la rate, et que cette symptomatologie *physique* entraîne avec elle un cortège de complications fort pénibles pour l'opéré : malaises, oppression, respiration mécaniquement gênée, fréquente jusqu'à devenir dyspnéique, sensibilité abdominale..... tout cela aggravé par des secousses que détermine la persistance des éructations.

Ici encore, cependant (et voilà ce qui nous sépare du type supérieur, plus élevé en gravité) il semble que l'état général ne soit pas atteint dans son intégrité, ou du moins, qu'il le soit fort peu ; en sorte que, à vrai dire, le tableau actuel peut être considéré comme n'étant, en somme, qu'une simple accentuation, un type mieux affirmé de l'état précédemment décrit.

Ce ne sont pas, en effet, les phénomènes d'infection et d'intoxication qui prédominent, dans ce cas, les accidents observés relevant surtout d'une origine mécanique, et résultant bien plutôt d'obstacles apportés aux fonctions des organes de voisinage et de phénomènes irritatifs réflexes.

Ici les fonctions des poumons se trouvent gênées par la surélevation du dôme diaphragmatique, la circulation est entravée par la pression intra-abdominale, l'estomac ne trouve pas à sa suite le péristaltisme complément nécessaire de son action, et les plexus nerveux subissent la compression qu'exerce sur eux la masse des anses dilatées.

Du reste, si l'on vient, comme preuve de ce que nous avan-
çons, à introduire une sonde anale, à donner un grand lavement huileux, à pratiquer une injection rectale au moyen
d'une longue canule, cela suffit bien souvent pour amender
des accidents qui d'ailleurs paraissent et reparaissent encore
si on ne vient en aide ainsi, et à plusieurs reprises, à la faiblesse des tuniques intestinales.

« Je jette les yeux sur l'ombilic à chaque visite, écrivait
Lawson Tait (1), et j'enseigne aussi à mes gardes à le surveiller soigneusement, et aussitôt qu'on s'aperçoit d'un ballonnement quelconque, on introduit un tube dans le rectum, à
des intervalles de deux ou trois heures, et on le laisse pendant un temps assez court, mais suffisant pour permettre aux
gaz de s'échapper. Si l'un ou l'autre de ces symptômes fait
des progrès alarmants, je prends des mesures encore plus
actives pour obtenir des selles, parce qu'il m'a toujours sem-
blé qu'aussitôt qu'il y avait une selle, ils disparaissaient rapidement. »

*
* *

A mesure que le tableau symptomatologique s'élève en gravité, l'embarras de la description se fait beaucoup plus grand ;
disons même qu'ici elle devient tout à fait impossible ; et cela
se comprend, car parallèlement aux phénomènes purement
intestinaux et aux accidents infectieux qui en émanent, nous
voyons souvent évoluer une affection, elle aussi infectieuse au
premier chef, et dont les rapports avec l'état qui nous occupe
sont excessivement étroits ; en sorte que si dans les cas très
simples que nous avons déjà passés en revue, on peut à la
rigueur regarder la paralysie viscérale comme constituant, à
elle toute seule, *l'état post-opératoire,* ici il faut la considérer,
au contraire, comme une petite partie de cet état et comme

______

(1) Lawson Tait. *Loc. cit.*, p. 402-403.

constituant un épiphénomène, un coin du tableau seulement, et un incident qui, hâtons-nous de le répéter, n'est certes pas sans importance dans l'infection *abdominale*.

Et puis, il faut bien le remarquer, nous sommes ici en pleine septicémie, c'est-à-dire *en pleine floraison d'accidents généraux*. L'économie tout entière se trouve sous le coup de l'intoxication *abdominale*. Nous voyons passer devant nous l'état grippé du facies, les modifications de la température, les altérations et transformations du pouls qui devient fréquent, petit, dépressible, précipité, les troubles respiratoires, la cyanose, les altérations de la peau, les crampes des extrémités, les perversions digestives, les frissonnements, etc., etc... Or, qui nous dira le moyen de faire ici un diagnostic *étiologique* précis ?

Sébileau, décrivant un type suraigu d'accidents *intestinaux* post-opératoires, le caractérise par une symptomatologie que rappellent singulièrement les descriptions données de nos jours sur les septicémies péritonéales aiguës : vomissements, nausées, éructations apparaissant rapidement, sensibilité abdominale ajoutée au ballonnement, maigreur et rapidité du pouls, dyspnée, facies creusé, narines pincées, apparition de sueurs froides, irrégularité et fréquence respiratoires, enfin pulsations filiformes et mort arrivant en deux ou trois jours et comme suite de vomissements et d'éructations persistantes.

Et nous sommes d'autant mieux autorisés à y croire, à ces septicémies du péritoine, que l'autopsie elle-même nous révèle les détails suivants : « injection vasculaire du péritoine et des intestins, quelques hémorragies intercellulaires sous-péritonéales » et vraisemblablement dus à la « rupture des adhérences ; point de sang ni de pus dans la cavité abdominale, mais un météorisme considérable et une distension énorme de toutes les anses intestinales unies entre elles par des adhérences commençantes (1) ». Ne sont-ce pas là des

---

(1) Sébileau. *Annales de gyn. et d'obst.*, 1886, t. XXV, p. 118.

lésions trouvées dans les cas de septicémie péritonéale aiguë post-opératoire ?

En somme, tout cela nous montre bien qu'il est difficile ici, ainsi que nous l'avons fait remarquer quelques lignes plus haut, de dégager le rôle qui appartient à l'intestin dans l'absorption des principes septiques qui intoxiquent l'économie, et qu'une tentative de description resterait absolument sans issue.

La lecture des classiques nous apprend que l'on n'a pas encore trouvé le moyen de séparer cliniquement les inflammations péritonéales d'avec certains états de l'intestin, et nous savons également, par la clinique, que malgré les signes distinctifs qui ont été invoqués, les péritonites aiguës, les péritonites par perforation ne sont pas facilement distinguées d'avec l'appareil symptomatique de l'occlusion intestinale, de l'étranglement herniaire caché, parfois des inflammations du cordon, et aussi de certaines lésions viscérales.

Cela est vrai.

Mais pour donner la raison de cette difficulté qui, certes, n'équivaut pas à l'effacement du rôle de l'intestin, n'y aurait-il pas une explication ? ne pourrait-on pas dire que ces difficultés de séparation sont précisément dues à l'existence de points de contact communs, et que, s'il est bien vrai que tous ces états aient leurs signes propres, résultant de leur point de départ, du mode de réaction particulier du viscère atteint, et de la nature même des causes, ils sont cependant liés aussi, et très étroitement unis par un lien commun, je veux dire *la cessation plus ou moins complète et plus ou moins durable des fonctions intestinales !*

Voyons, en effet, ce qui se passe dans l'occlusion intestinale vraie : ici, il s'agit d'un volvulus, d'une invagination, parfois d'une constriction étroite par une bride, par un anneau, celui-ci classique ou exceptionnel, superficiel ou intra-abdominal, et dans ces conditions, le calibre de l'intestin ne suffisant plus au cours régulier des matières, l'apparition de l'intoxication stercorale se produit.

Avons-nous affaire à une appendicite ? Dans ce cas, souvent il s'agit d'une paralysie réflexe et par conséquent encore d'un arrêt dans le cours des matières ; et si les inflammations du testicule, qu'il soit en position normale ou plutôt ectopié, si certaines adénites inguinales déterminent des phénomènes rappelant de tous points l'occlusion, c'est encore le même mécanisme qu'il faut alors invoquer.

On peut enfin attribuer la même explication à certaines affections du foie et des reins et des organes génitaux de la femme (1), et dire aussi que la péritonite, obéissant en cela à la loi de Stokes, inhibe l'intestin, le paralyse, fait cesser son fonctionnement, et doit alors à cette annulation une bonne part de sa symptomatologie.

En résumé donc, s'il n'est pas aisé de démêler, d'isoler, et, par suite, de décrire d'une façon typique et bien spéciale, les accidents *seuls* d'origine intestinale, on n'en saurait conclure avec justesse qu'il faille douter de leur existence, les nier, et déposséder en quelque sorte l'intestin du rôle *capital* qu'il remplit sans aucun doute.

Il faut penser, bien au contraire, qu'il apporte à l'évolution des accidents d'infection un concours efficace, que sa part dans l'étiologie est loin d'être négligeable, et enfin même, que l'intoxication stercorale *seule* peut être la cause des pires accidents.

Sébileau (2), faisant allusion aux accidents aigus post-opératoires, écrivait :

« Faut-il attribuer ici la mort aux accidents d'obstruction ? » « nous n'osons pas le dire », on peut nous objecter « le schock qui accompagne toujours un pareil traumatisme », « cette sorte d'état nerveux syncopal qu'on appelle péritonisme », « la congestion péritonéo-intestinale, qui n'est peut-être que

---

(1) Torsions de pédicules...
(2) *Loc. cit. Annales de gyn. et d'obst.*, 1886.

le 1er degré d'une péritonite au début, peut être enfin une certaine augmentation de la température ».

Mais ces arguments ne le satisfaisant pas, il ajoutait immédiatement : *Il nous paraît néanmoins qu'il y a là autre chose qu'un élément péritonitique pur.*

C'est avec intention que je mets en relief cette dernière phrase, car, remarquons-le bien, si elle a été écrite un peu sous l'influence d'une méconnaissance des lésions si peu grossières, il est vrai, de la septicémie suraiguë péritonéale (nous sommes en 1886); du moins elle a le grand mérite, à notre avis, de conserver aux accidents intestinaux un rôle dont ils étaient maintenant déchus, et très certainement à tort; en tous cas singulièrement amoindri par la virulence et la mise en relief des lésions péritonéales, un rôle, enfin, que nous voulons essayer de mettre ici à sa véritable place.

Nous n'avons certes nullement l'intention de prétendre que l'intestin soit le *seul* et grand coupable dans les accidents abdominaux post-opératoires ; mais il est bien certain que sa valeur a été un peu laissée de côté.

Qu'il y ait des observations typiques pour nous démontrer l'importance capitale, et malheureusement trop longtemps méconnue des infections péritonéales, cela n'est pas douteux.

Qu'il y ait des faits de véritable résurrection par grands lavages abdominaux après réouverture du ventre, par simple drainage abdomino-vaginal, par simple désunion partielle de la plaie, par désobstruction d'un tube à drainage, voire même par ablation d'un Mickulicz inopportun (1), c'est encore indéniable.

Mais ces observations, qui établissent l'influence de l'absorption péritonéale ne nient pas, par là même, la part réclamée par l'intestin dans la genèse de l'intoxication générale.

------

(1) Voy. P. BATIGNE. Trait. chir. de l'infect. périt. *Thèse*, Paris, 1898.

Il faudrait pour cela qu'elles ne fissent pas mention de troubles intestinaux (ce qui n'est pas le cas, au moins pour un
très grand nombre). Il faudrait encore qu'elles arrivent à
prouver que les interventions mises en œuvre contre la septicémie ne sauraient agir efficacement sur l'intestin lui-même
(ce qui paraît fort malaisé). Il faudrait enfin qu'il n'y fût nullement question de l'emploi simultané d'une thérapeutique
intestinale.

D'autre part, il existe des cas fort alarmants, nous le verrons, pouvant être très heureusement modifiés par les lavements purgatifs, par la simple introduction d'une sonde, par
l'emploi de l'électricité..... en somme par l'intervention
directe sur le tube digestif seulement.

*
* *

Lorsque nous étudions les phénomènes de paralysie intestinale post-opératoire, un point nous frappe tout d'abord, et
nous remarquons qu'un grand traumatisme péritonéal n'est
pas nécessaire pour faire éclore ces accidents. On les a vus
se produisant après une simple laparotomie exploratrice et
de très courte durée, à la suite d'une cure opératoire de
hernie, par exemple.

Voici une observation intéressante à cet égard :

« A. (Philippine), âgée de 37 ans, porte une tumeur abdominale de diagnostic difficile. On lui pratique, le 14 février
1885, une incision exploratrice. La plaie est petite et l'explo-
ration, faite avec la plus grande prudence, *dure seulement
quelques instants* (2). Elle démontre l'existence d'un utérus gra-
vide. On fait la réunion des deux lèvres de l'incision. Le tout
se passe en un quart d'heure.....

---

(1) In P. Sébileau. *Loc. cit.*, p. 122.
(2) Je mets en italique.

« Le 14. — La malade vomit de la bile après l'opération. Rend des gaz par la bouche.

« A 4 heures, vomit de la bile en grande quantité.

« A 9 heures, les vomissements recommencent.

« Le 15. — Pas de vomissements. Rend des gaz par la bouche. Le soir, les éructations sont plus fréquentes.

« Le 16. — La malade est très altérée. Rend des gaz par la bouche. Très peu par l'anus.

« Le 17. — Rend des gaz par la bouche, un peu par l'anus.

« Le 18. — La malade prend un lavement à la glycérine.

« Le 19. — Elle a des selles abondantes.

« Le 20. — Elle commence à se nourrir, mais elle rend tout ce qu'elle prend. » (In P. Sébileau, *loc. cit.*, p. 122).

Ce qui est encore bien digne de remarque, c'est que l'on voit des opérées graves (pyosalpingites péniblement extirpées, tumeurs fibreuses ayant nécessité une extraction laborieuse, kystes ovariques adhérant avec ténacité aux parois du bassin ou du ligament large) on voit, dis-je, ces opérées se relever sans complications, ou du moins avec des suites tout à fait éphémères.

Il y a même à ce point de vue des cas exceptionnellement heureux :

« Dans la première opération d'ovariotomie régulièrement pratiquée et faite en 1809 par Mac Dowell, le kyste extrait, « les intestins s'échappèrent de la cavité abdominale et restèrent dehors pendant toute l'opération », « lorsque tout fut terminé, on pencha la malade sur le côté, afin de permettre aux liquides de s'écouler librement » et cependant « cinq jours après, la malade faisait son lit et, le 25e jour de l'opération, elle retournait chez elle, à 60 milles de distance (1). »

« Un soldat dont les intestins étaient sortis par une grande plaie de hallebarde au-dessus de la crête de l'os des îles, vint

---

(1) Dech. *Dictionn. ovariotomie*, p. 291.

s'adresser à une dame charitable qui fit chauffer du lait doux dans lequel elle trempa un linge à double qu'elle appliqua sur ses intestins qui étaient secs et arides comme du parchemin. Ce pauvre homme était venu d'une grande lieue au mois de juillet et dans la plus grande chaleur du jour. Ces intestins étant ramollis, elle les fit rentrer et recousit la plaie qui guérit (1). »

Que signifient ces faits ? Veulent-ils dire que le degré de la paralysie n'a absolument rien à voir avec la gravité opératoire ? Qu'il n'y a point entre les deux le rapport de cause à effet ? Il faudrait bien se garder de le croire, et se dire au contraire que tout ce que l'on peut conclure de tels exemples, c'est qu'ils sont simplement une preuve éclatante de cette tolérance du péritoine dont tous les chirurgiens ont par devers eux des exemples.

Ces faits, surtout ceux de la première catégorie, pour si réels et constatés qu'ils soient, n'en doivent pas moins être considérés comme exceptionnels.

Ce qui est bien certain, ce qui est bien prouvé par nombre d'observations, ce qui est en quelque sorte la règle, ce que les chirurgiens constatent le plus souvent, c'est que les interventions dans lesquelles on voit *trop* et *trop longtemps* l'intestin, celles dans lesquelles on le triture et le refoule plus ou moins souvent, celles qui s'accompagnent d'éviscération ou qui se compliquent de décortications de ses anses et de trop fréquentes manipulations, et en somme, les laparotomies longues et laborieuses, exposent surtout à la production de ces phénomènes.

La lecture des observations nous apprend en effet que, *dans tel cas,* il s'agissait « d'un kyste volumineux, inclus dans le ligament large », « d'une trompe volumineuse..... énucléée....., mais avec rupture (pendant l'ablation) d'un gros abcès du

---

(1) DE LA MOTTE. Traité complet de chirurgie, t. III, p. 159, édit. 1732, 4 vol.

pavillon », « d'une collection purulente de la trompe gauche fixée par de larges adhérences, à la fois au fond de la vessie et à la paroi utérine antérieure..... », dans tels autres cas, qu'il s'agissait de masses enclavées, comprenant utérus et annexes, ne pouvant être mobilisées, ne permettant que les ponctionnements, les tamponnements iodoformés.....; dans d'autres cas encore, qu'il était question d'opérations de longue durée, compliquées d'hémostase difficile, d'écoulement quasi intarissables, allongées par des assèchements minutieux..... et c'est en somme pour cela qu'on a pu écrire, et avec beaucoup de raison : « Heureuses comme pronostic sont les laparotomies où l'on n'a pas vu l'intestin (1) !»

De l'exposé qui vient d'être fait on doit conclure que, s'il n'est pas possible d'établir en règle que *seules,* les paralysies graves relèvent d'un traumatisme opératoire sérieux, tandis que les simples parésies ne correspondraient elles-mêmes qu'aux interventions plus bénignes, on peut dire néanmoins, condensant dans une brève formule les rapports de cause à effet, tels que nous les montrent la plupart des observations, que : *plus l'opération est pénible et laborieuse, plus ont de chances de se produire des phénomènes alarmants.*

*
* *

Quelles conclusions a-t-on jusqu'à maintenant tirées de tous ces faits ?

A quelle pathogénie a-t-on eu recours ?

Les uns ont invoqué *un état nerveux spécial* « une influence mystérieuse analogue peut-être à celle qui cause le tétanos ».

« Il est une lésion nerveuse, dit Tait (2), que j'ai vue survenir deux fois après l'ovariotomie; dans les deux cas, il y a eu mort et plusieurs autres opérateurs m'ont dit avoir eu le

---

(1) Forgue et Reclus. Traité de thérapeut. chirurg., t. II, p. 586, 2ᵉ édition.
(2) L. Tait. *Loc. cit.*, p. 407.

même malheur, je veux parler de la paralysie ou d'un état qui lui ressemble, des muscles de l'intestin. L'abdomen est rapidement distendu par les gaz, et lorsqu'on fait l'examen après la mort, on ne trouve rien que du ballonnement. Dans mes deux cas, il n'y avait aucun signe de péritonite. »

Les autres ont avancé les causes d'irritation physique ou chimique, *séparées* ou *associées*, et c'est ainsi, tout d'abord, que l'acte opératoire lui-même a été accusé : traumatismes, froissements, heurts, tiraillements, contacts multipliés, frottements par les compresses non suffisamment humectées, manipulations, éviscérations, agents antiseptiques...

Chez certains auteurs, on voit mise en relief l'action de la température qui, suffisamment abaissée, diminue les mouvements de l'intestin ; puis, on voit encore l'action de l'air, puis enfin, celle de l'anesthésique (1).

Chez d'autres, on voit signalés les désordres engendrés au sein même des parois par tous ces éléments : troubles circulatoires, stase veineuse, ecchymoses, infiltration séreuse... suppression de l'afflux sanguin... retour de cet afflux momentanément arrêté par l'exposition à l'air des anses intestinales...

Mais il est une opinion qu'en raison de son importance, de sa justesse, de sa large compréhension, je dois classer après toutes les autres ; une opinion dont la source est plus profonde et dans laquelle on retrouve plusieurs des causes déjà signalées, causes qui en sont alors une simple dépendance, et qui sont devenues ici : *causes secondes* ; cette opinion soumet la paralysie intestinale à la loi de Stokes, et pour elle, l'état de l'intestin dépend de la phlegmasie péritonéale.

Hé bien, il est indiscutable que la vérité se trouve là, et il est très juste de dire que c'est bien de l'inflammation que relève cet état, parfaitement comparable alors aux paralysies

______

(1) CÉLOS. *Thèse*, Paris, p. 224. Sur le diagnostic d'urgence chez l'adulte des maladies de l'abdomen qui se traduisent par le syndrome péritonéo-abdominal, 1902.

angineuses du voile du palais, aux paralysies diaphragma-
tiques des pleurésies, aux paralysies cardiaques des péri-
cardites...

Certes ce n'est point d'un seul coup que cette juste interprétation s'est fait jour, et c'eût été difficile étant donnée la
méconnaissance de certaines de ces formes de phlegmasies
dont nous parlons ci-dessous ; mais progressivement on y
est parfaitement arrivé, et à ce point de vue certains exposés
peuvent être regardés comme de véritables traits d'union
entre cette opinion actuelle et les idées anciennes. Écoutons
Chevalier (1) :

« Comment expliquer cette suspension des évacuations ?
est-elle due à un épanchement sanguin pouvant comprimer
l'intestin et en comprimer le calibre, ou encore à une hémor-
ragie intestinale dont le sang caillé aurait fait l'office de corps
étranger ? Les précautions prises pour empêcher le sang de
s'épancher dans la cavité abdominale dans les opérations
dont il s'agit permettent de répondre négativement à la
première interprétation ; quant à la seconde, elle n'est pas
plus admissible, puisque l'examen des premières selles ne
laisse constater aucune trace de sang. Il nous semble plus
naturel d'expliquer cette paralysie momentanée soit par un
épuisement du système nerveux, soit par une péritonite su-
baiguë et propagation de l'inflammation aux tuniques con-
tractiles. »

Thibierge (2) a nettement écrit : « Il est des cas où la péritonite aiguë... donne lieu à des symptômes plus accusés que
dans les circonstances ordinaires : à la constipation qui en
est la conséquence habituelle, viennent s'ajouter des signes
qui appartiennent à l'obstruction intestinale. »

Ce même auteur a dit aussi : « A ces causes physiques
(lésions péritonéales) il faut joindre encore une cause dyna-

---

(1) *Thèse,* Bordeaux, 1883, p. 65.
(2) *Thèse,* Paris, 1884, p. 10.

mique : la péritonite, on le sait, détermine des troubles profonds du système nerveux (péritonisme de Gubler) et parmi ces troubles il faut ranger les modifications de la contractilité intestinale (1). »

D'après Lejars (2) « l'infection joue un rôle indéniable et prépondérant dans la pathogénie de ces paralysies intestinales post-opératoires ».

Guinard (3) a exprimé cette même pensée en écrivant que « les pseudo-étranglements sont dus à la paralysie des tuniques musculaires de l'intestin », elle-même conséquence, non pas de l'influence de l'air (! ! !...) mais bien de l'infection péritonéale (4).

Il est donc bien avéré que l'inflammation est la grande cause de la paralysie de l'intestin.

Mais (et ceci mérite de nous retenir un instant) il faut bien savoir que les notions actuelles ont singulièrement élargi le cadre de cette cause si importante ; il faut bien savoir que suivant le mode de réaction de la séreuse infectée, suivant le mode de résistance locale et générale de l'organisme, suivant le degré de virulence de l'agent infectieux, suivant enfin le rôle plus ou moins actif des causes adjuvantes, cette *inflammation* revêtira des allures tout à fait différentes et que ces allures pourront aller de la forme classique, de *l'ancienne péritonite,* à des formes toutes dissemblables, comme marche, comme évolution, comme gravité.

Ceci demande quelques développements.

De la première variété, de la péritonite nous avons peu de chose à dire.

Elle est connue ; elle est *diagnosticable, elle se voit* ; tout cela :

---

(1) *Thèse,* Paris 1884, p. 10.
(2) Traité de chir. d'urgence. Paris, 2ᵉ édition, 1900, p. 373.
(3) Traité de chir. de LE DENTU et DELBET, t. VII, p. 523.
(4) « Pour REICHEL, la plupart et même toutes les prétendues paralysies post-opératoires seraient des péritonites. » Voy. MONDAIN. *Thèse,* Paris, décembre 1902, p. 13.

parce que sa symptomatologie générale accompagne toujours des signes *locaux,* dont l'évidence est claire, et parmi lesquels un des premiers, et des plus importants d'ailleurs, est la distension paralytique de l'intestin.

Ici, tout est bien caractérisé; la symptomatologie est nette. Avant tout, elle nous montre la douleur exquise, intense, rapidement généralisée, s'opposant aux simples attouchements, au poids seul des couvertures, amenant la flexion des cuisses, modifiant le rythme respiratoire, accrue elle-même par les vomissements, par le hoquet, par la toux... etc..., et quant à la signature anatomique de la maladie, elle est représentée d'une façon palpable, d'abord, par un certain degré de vascularisation, une rougeur générale ou disséminée sous forme d'arborisations, de plaques, de bandes plus nettes sur le feuillet viscéral et sur l'épiploon ; puis, par des exsudats séreux, un état visqueux de la surface endothéliale, une adhérence des feuillets, une agglutination des anses, et finalement, de véritables fausses membranes... Je n'insisterai pas.

Encore une fois ce n'est point ici le cas de donner une description complète d'une affection qui n'intéresse qu'*étiologiquement* notre sujet, et si nous avons encore, malgré tout, trop appuyé sur elle, c'est que nous tenions à présenter quelques points particulièrement saillants de son étude, afin de mettre en regard et d'aborder maintenant avec fruit un autre état infectieux, moins palpable celui-ci à tous les points de vue, et cependant, combien plus grave comme pronostic!!

Très longtemps cette autre forme fut méconnue à cause de la violence et de la rapidité de ses allures, si vives cette fois qu'elles ne permettent pas aux tissus d'organiser la résistance, et que les phénomènes réactionnels et de défense dont l'ensemble même constitue l'inflammation, ne sont qu'à peine ébauchés, et ne se révèlent souvent que par des altérations presque inaccessibles à la vue (1).

____

(1) F. JAYLE. Septicémie péritonéale. *Thèse,* Paris, 1895.

Même à l'heure actuelle où cette affection a nettement pris sa place, la symptomatologie en est fort difficilement présentable, car elle est essentiellement variable dans ses manifestations, et les cas diffèrent tellement entre eux qu'un exposé, vrai pour tel un, peut fort bien ne s'appliquer nullement à tel autre. — En outre, elle se réduit parfois à une telle *sidération* que toute symptomatologie disparaît. Aussi, en semblable occurrence ne saurait-on s'étonner que jadis, en présence de tels cas, on invoquât l'ébranlement nerveux, le shock opératoire...

Du reste, si l'on sait que la *présence* des germes et leur *degré* de virulence ne sont pas des causes efficientes suffisantes, mais qu'il faut encore ici un terrain propice, un sujet non résistant au point de vue local aussi bien qu'au point de vue général, on ne s'étonnera pas de toutes ces dissemblances.

Ici, les modifications du pouls sont capitales. On peut les résumer en *petitesse, fréquence,* mais avant tout et par-dessus tout : *changements très rapides dans leur évolution à marche ascendante.* Elles constituent un élément de diagnostic de premier ordre (que la température, avec cela, soit élevée ou bien abaissée) et derrière lequel viennent, comme importance, trois signes très dignes de retenir l'attention : la teinte subictérique, les modifications rapides dans l'altération de la physionomie, et l'intégrité relative, entière parfois, de la conscience du malade (1).

On doit convenir cependant qu'avec un ensemble de cette nature les grosses lésions étant *insignifiantes,* et celles de moindre importance, *passant absolument inaperçues,* on ait tout d'abord, dans ces cas si graves de septicémie, invoqué, le shock, l'intoxication médicamenteuse, l'anémie... et, qu'on ne soit arrivé à quelques notions précises que par les idées de Wagner (1876) et les études de Grawitz (1886) (2), en somme,

---

(1) P. BATIGNE. Infection péritonéale. *Thèse,* Paris, 1898.
(2) Voy. JAYLE. *Loc. cit.*

avec le très précieux concours des connaissances bactériologiques.

Mais à l'heure actuelle, on n'en est plus là, on sait bien à
quoi s'en tenir, on ne méconnaît pas une septicémie commençante, on ne parle plus de péritonisme foudroyant, on
n'invoque plus l'anémie globulaire, l'origine nerveuse, la
toxicité de l'acide phénique ou du sublimé, et on n'a plus
enfin le droit de se dire avec le chirurgien de Birmingham :
« Il m'a été absolument impossible de trouver la raison de la
catastrophe. Deux de mes cas de mort..... furent causés par
une obstruction intestinale, et cela s'est produit par une
sorte de paralysie des intestins qui est absolument inexpli-
cable (1) ... »

On sait, au contraire, que « la cause nécessaire et déter-
minante est l'introduction de germes pathogènes dans la
cavité abdominale ».

On sait enfin que souvent les grosses lésions sont nulles,
que les petites peuvent passer inaperçues pour un observa-
teur inattentif ; que la marche est rapide, altérant en
24 heures, 48 heures, et très profondément l'état général,
sidérant l'individu... modifiant à vue d'œil la physionomie...
quelquefois accompagnée d'un état de bien-être, indice
d'une inexorable fatalité, etc., etc., etc. En somme on
connaît la maladie.

Et c'est ainsi que la septicémie péritonéale post-opératoire
doit être ajoutée à l'ancienne *péritonite* comme cause de paralysie des tuniques intestinales.

*
* *

En un mot, l'infection! voilà le principal élément étiologique.

---

(1) L. Tait. *Loc. cit.*, p. 396.

Dès lors, nous comprenons pourquoi c'est surtout à la suite des opérations longues et difficiles que ces accidents se produisent, car n'est-ce pas dans ces cas que les chances de contact avec une main d'une stérilité imprécise sont d'autant plus grandes, que les traumatismes plus ou moins intenses, altérant l'endothélium péritonéal, « modifiant son activité phagocytaire », ont d'autant plus de raison de se produire, que enfin les germes de l'air ont d'autant plus de chances de tomber dans la cavité péritonéale ?

Et maintenant cette manière de voir fait-elle table rase de toutes les autres causes énumérées ci-dessus, de tous les agents physiques ou chimiques auxquels le rôle capital fut si souvent attribué jadis, dans la genèse des phénomènes de paralysie ou de parésie ? Non, certes !

Ces causes, hâtons-nous de le dire, agissent comme de précieux adjuvants ; nous les voyons venir en aide à l'infection en préparant le terrain, et en affaiblissant la résistance individuelle.

D'ailleurs, de ce que l'infection réclame la prépondérance dans le développement de l'atonie intestinale, s'ensuit-il que les causes *secondes* ne puissent parfois agir par elles seules, et se trouver vraiment efficientes à de certains points de vue ? Nullement.

Quand on considère qu'une simple surdistension intestinale produite par négligence dans la régularité des garde-robes ; quand on songe qu'une répétition trop grande de purgatifs sont capables de provoquer l'atonie, on ne saurait être surpris de retrouver ici cette même atonie.

L'inflammation reconnaît fort bien comme origine une cause mécanique, et le « simple contact de l'air sur un tissu qui en est habituellement privé » a certainement une action irritative dont il faut tenir grand compte (1), ainsi que Walthard l'a expérimentalement démontré.

------

(1) Tixier. *Loc. cit.*, p. 227.

« Dès que le péritoine est le siège d'une irritation *quelconque*, fût-elle purement *fluxionnaire* et *passagère* comme les manifestations pseudo-péritoniques de l'hystérie, le pouvoir réactionnel de cette séreuse si vasculaire et si richement innervée se traduit par un syndrome bruyant, douleur vive superficielle, *tympanisme* rapide et considérable, et dyspnée, accélération de la circulation, *paralysie* de la tunique musculaire de l'intestin, et par suite, *stagnation* de son contenu..... (1). »

Tait, lui-même (2) portant à l'extrême le respect de la sensibilité péritonéale est allé jusqu'à prétendre (1894) que dans le développement d'une péritonite post-opératoire l'irritation péritonéale provoquée par ces manipulations est plus à redouter que l'infection. La réaction des nerfs du plexus splanchnique est le facteur prédominant, celui qui joue le grand rôle dans la mort du malade : « les micro-organismes et les toxines n'étant qu'un élément secondaire. »

Du reste quand on songe à la richesse nerveuse des parois intestinales, aux plexus qu'elles dissimulent, à leurs centres ganglionnaires et aux travées nombreuses qui pénètrent en réseau leurs tuniques musculaires, on ne saurait s'étonner des phénomènes d'inhibition produits par l'air, la température, les manipulations diverses, les contacts de liquides antiseptiques, voire même le sang qui stagne dans le péritoine (3).

Il est bien certain, ainsi que Tixier le fait remarquer, que souvent, de tels effets sont des plus graves, qu'ils peuvent même amener la mort par ces seuls contacts, ces heurts multipliés, ces traumatismes, ces froissements péritonéaux, ces manipulations viscérales, par toutes ces offenses, en somme, qui se résument en schock et en collapsus.

---

(1) Traité de path. génér. BOUCHARD, t. IV, p. 705.
(2) Voy. TIXIER, p. 250, *loc. cit.*
(3) Voy. sur ce sujet, MALCOLM. In *Medico-chirurg. transact.*, vol. LXXI, 1888, p. 43 et seq.

Donc tout cela montre bien qu'on ne pourrait dénier sans inexactitude flagrante une très grande valeur aux agents étiologiques qui ne s'appellent pas « *Septicémie* », qu'on ne peut dire que ces agents sont *toujours éphémères* s'ils agissent seuls, *toujours secondaires* s'ils sont associés à d'autres, et qu'il faut admettre, au contraire, qu'ils peuvent arriver *dans de certains cas* à se placer, au point de vue de leurs conséquences, à la hauteur des plus sérieuses complications infectieuses.

Mais encore un coup, remarquons-le bien, nous disons : « *dans de certains cas* ; nous pourrions ajouter : *dans de certains cas qui n'ont rien à voir ici* ; attendu qu'ici, le point de vue qui nous occupe, c'est la genèse de la *seule* paralysie. Or, *à ce point de vue,* l'importance de ces agents étiologiques s'atténue ; la loi de Stokes apparaît, ils lui doivent céder le pas ; et force est de reconnaître qu'envisagés seulement comme causes de paralysie, ils doivent s'effacer devant l'infection, qu'ils aident d'ailleurs, qu'ils facilitent puissamment par l'irritation qu'ils produisent et par l'affaiblissement qu'ils amènent dans la résistance locale et dans la santé générale du sujet.

Ici, en effet, que pourraient être les phénomènes réactionniels dus à leur seule intervention, sinon fugaces et sans profondeur ?

Qu'attendre de l'avenir d'une paralysie dont la cause est essentiellement transitoire ?

Que penser de l'existence et par suite des conséquences de causes qui ne prolifèrent pas, qui ne s'étendent pas, qui ne sécrètent pas de produits toxiques, en un mot, *de causes qui ne vivent pas* ?

L'esprit peut-il sans peine concevoir que l'organisme réagisse de même, que l'ennemi soit un être vivant, un rayon lumineux, ou le contact d'un corps étranger ? (Bouchard.)

* *
*

Dans les paragraphes qui précèdent, nous avons vu tout d'abord :

1° Comment se comportent les phénomènes de paralysie.

Nous avons ensuite essayé d'étudier :

2° Sous quelle influence ces phénomènes apparaissent.

Nous avons en fin de compte recherché :

3° Comment agissent ces influences.

Il y a plus à faire !

Il nous faudrait maintenant nous efforcer de mettre en lumière les *conséquences directes* de cette paralysie, et par conséquent *de la stase* qui en est la résultante.

Il n'y a pas à se dissimuler les difficultés d'une pareille entreprise, et, si, *a priori,* il semble que ces conséquences doivent être des plus graves, comment arriver cependant à le démontrer ?

Il est malheureusement bien difficile de faire dans les accidents post-opératoires le départ entre l'infection de la plaie, l'infection du péritoine, l'infection d'origine intestinale, et de se reconnaître au milieu de ce dédale de symptômes qui comprend des hoquets, de simples nausées chloroformiques, des vomissements, des éructations, de la dyspnée, des altérations de la physionomie, des modifications du pouls et de la température, des phénomènes douloureux, des troubles digestifs (soif... modifications de la langue...) de l'agitation, de l'anxiété, des frissonnements, des troubles respiratoires, de l'adynamie... etc. ; ce sont bien là des phénomènes d'intoxication ; mais, quel en est le point de départ exact, ou si l'on préfère : quelle part revendiquent dans leur apparition les diverses portes d'entrée de l'économie ?

Nous savons que, bien souvent, les tableaux cliniques d'affections abdominales toutes différentes sont presque identiques. De front, le problème est donc inabordable.

Mais il n'est peut-être pas défendu de tourner la difficulté, et par exemple : de démontrer l'existence de l'intoxication

fécale, d'exposer les raisons de son silence chez l'homme
sain, de son apparition et de sa virulence chez l'homme
malade ; et de chercher enfin si ces mêmes motifs d'exaltation
et d'action existent ici. C'est ce que nous allons faire ! —
Nous allons tout d'abord parler du contenu intestinal, de ses
propriétés, de son action sur l'intestin normal d'un homme
sain ; après cela, nous rechercherons les effets de la rétention
fécale, sur des tuniques intestinales non plus intactes, mais
au contraire à nutrition pervertie ; nous nous demanderons
ensuite où se trouvent les analogies entre ces mêmes cas et
les nôtres ; et cela fait, nous chercherons à pratiquer la super-
position et à retrouver ainsi, au milieu du dédale des autres
symptômes, les raisons naturelles de l'intoxication intestinale : virulence exaltée, absorption facilitée, résistance diminuée ou abolie.

*
* *

Haller (1) considérait comme très nuisible l'arrêt des
matières intestinales.

« De nombreuses analyses de matières fécales, écrit Chal-
vet (2), me font supposer que la dyspepsie, l'état de malaise,
les frissons erratiques qui tourmentent les personnes habituellement constipées, peuvent être attribués à l'absorption
incessante de principes septiques provenant de la décomposition des matières trop longtemps retenues dans le gros
intestin. »

Bouchard expérimentant sur les matières fécales a trouvé
qu'elles sont éminemment toxiques dans leur partie dialysable
et qu'elles deviennent ainsi capables de déterminer les convulsions et la mort d'un lapin, à la dose de 17 grammes de
matières pour un kilogramme d'animal s'il s'agit d'extrait

----

(1) V. W. Ebstein. Die chronische Stuhlverstopfung. Stuttggart, 1901, p. 94.
(2) *Dictionnaire de Jaccoud.* Constipation, p. 120.

alcoolique, et de l'abattement, de la diarrhée, des phénomènes agoniques, s'il s'agit d'extrait aqueux. Or, notons le fait : l'homme rend en 24 heures environ 200 grammes de fèces (1).

Arloing et Nicolas (2) ont injecté des extraits aqueux et alcoolique dans les jugulaires de lapins (chaque centimètre cube répondant à 4 ou à 2 grammes de matières.) La toxicité de ces extraits a été variable ; pour les matières fécales fraîches 50-68 centimètres cubes (extrait aqueux), 20-50 centimètres cubes (extrait alcoolique) ont provoqué des convulsions, de la diarrhée, de l'hypothermie, etc... avec mort, tantôt rapide, tantôt lente, parfois même seulement au bout de plusieurs jours ; et dans ces derniers cas, les animaux présentaient de la fièvre.

Cette toxicité intestinale a été également étudiée par le Dr Kukula (3) qui, injectant aux animaux (injections péritonéales) des extraits de matières fécales de sujets (hommes) en état d'occlusion intestinale, obtint des symptômes d'intoxication, voire même la mort (je résume beaucoup) et qui, pratiquant d'autres expériences, cette fois avec des matières normales, remarqua que les symptômes étaient moins accentués, beaucoup moins accentués.

Chose intéressante, les animaux présentaient généralement des évacuations alvines, et c'est après ces évacuations que le mieux et la guérison se produisaient.

L'observation suivante n'équivaut-elle pas à une véritable expérience ?

« Il s'agit d'une femme, 41 ans, atteinte de tumeur de l'ovaire droit, volumineuse, et dont la menstruation, la mic-

---

(1) CHARRIN. Poisons de l'organisme. Poisons du tube digestif. Coll. Léauté. Paris. MORAT et DOYON. Traité de physiologie, t. IV, p. 375.

(2) MORAT et DOYON. *Loc. cit.*, p. 375.

(3) *Archiv. f. Klinisch. chir.*, t. LXIII, 1901, p. 773-853. Untersuch. uber autointox. bei darmoccl.

tion et la défécation étaient restées normales ; n'ayant ni sucre, ni albumine dans ses urines ; possédant un cœur, un foie, des poumons d'apparence saine, mais : digestions laborieuses et appétit très diminué. Le Dr Segond pratiqua la laparotomie qui fut laborieuse, car la tumeur était adhérente à la paroi, au Douglas, et surtout à l'intestin, sur lequel il dut en laisser des lambeaux.

On ne fit point de lavages. On fit la toilette péritonéale à l'éponge et deux tubes drainant le cul-de-sac de Douglas, furent placés à la partie inférieure de la plaie.

Pendant les trois jours qui suivirent, l'état fut très grave, la température axillaire monta à 38°,5 ; 39° ; 40° ; le facies fut inquiétant, la langue sèche, le pouls très faible, à 100. Pas de vomissements, mais crachottements, et émission par la bouche de gaz à odeur nettement fécaloïde.

La première selle, provoquée le 3ᵉ jour par un purgatif léger, fut elle-même particulièrement fétide.

Au 3ᵉ jour les symptômes avaient une telle gravité qu'une issue fatale semblait inévitable.

Alors le Dr Segond fit administrer le naphtol B à la dose de 4 grammes. Vingt-quatre heures après véritable débâcle, et par trois fois, quantité de matières noires, liquides, infectées.

Quelques heures après, état général complètement modifié, et dès le lendemain, tout péril imminent était écarté (1). »

Les deux cas ci-dessous ne sont-ils pas, eux aussi, la preuve de l'origine *intestinale* des accidents ?

« Par les ponctions capillaires de l'intestin, j'ai combattu victorieusement un péritonisme grave, chez une femme à qui j'avais enlevé huit jours auparavant un volumineux kyste de l'ovaire.

Le ventre était tellement distendu que je craignais de voir

---

(1) G. DOUCET. *Thèse*, Paris, 1888, p. 52. Observation résumée.

la plaie opératoire se rouvrir et les anses intestinales s'échapper au dehors d'autant plus qu'à chaque instant la malade avait des vomissements pénibles et abondants.

Les ponctions intestinales arrêtèrent net les accidents qui paraissaient devoir prochainement conduire la malade à la mort (1). »

« Dubourg et Durodier ont vu dans un cas de ballonnement post-opératoire « épouvantable » avec « dyspnée, collapsus », les phénomènes disparaître après ponctions aspiratrices des gaz (2) ».

Au reste, on pouvait ajouter à ces observations les faits de W. Van Arsdale (3), ceux aussi, de Maylard (4), tous concernant les bienfaits de l'entérostomie dans la paralysie péritonitique, ceux, encore, de Shober, de Noble (5)... etc.

Ces faits suffisent amplement à montrer l'élaboration au sein des cavités intestinales, de matières toxiques.

Cependant, j'ajouterai que Stich a empoisonné des chiens auxquels il faisait ingérer des excréments humains (6) ;

Que Vanni a constaté, en provoquant la coprostase chez les animaux, que les globules rouges diminuaient de nombre et devenaient moins résistants vis-à-vis des agents destructeurs (7) ;

Que d'après Arnd et Multanowsky, il suffit d'une stase stercorale durant seulement 5 ou 6 heures pour que l'infection générale se produise (8).

En outre, ne sait-on pas que si l'ablation de l'intestin est

---

(1) Demons. *IVᵉ Congrès français de chirurgie*. Paris, 1889, p. 53.
(2) V. Célos. *Loc. cit.*, p. 238 et seq.
(3) *Annals of surgery*, 1899, p. 1-9.
(4) *British. medical Journ.*, 1899, p. 842.
(5) *Am. Journ. of obstet.*, 1898, p. 299-306 et 346.
(6) *Charité annalen*, 1853, 2 Heft.
(7) Bouchard. Traité de path. gén., t. I, p. 787.
(8) Voy. Roger. Introduction à l'étude de la médecine. Paris, 1899, p. 470.

pratiquée au moment où succombe un animal, la putréfaction est plus lente à se développer (1) ?

Ne sait-on pas depuis toujours, on peut le dire, que le voisinage des cavités digestives imprime à certaines phlegmasies, à certaines collections un état tout particulier de septicité et spécialement une grande fétidité (2) ?

*
* *

Ces matières toxiques, ces poisons intestinaux viennent pour une part, les uns tout formés de l'extérieur (et il s'agit alors de substances minérales), d'autres des cavités digestives (bile...), une dernière catégorie enfin, bien moins connue jadis, et assurément la plus importante, est due à la vie et à l'activité des parasites intestinaux.

Nous savons, en effet, qu'il existe dans l'intestin quantité de microbes pathogènes ; les uns, microbes de passage seulement, et apportés par l'eau, les liquides, les aliments ingérés, voire même aussi par la voie circulatoire ou bien encore issus de cavités voisines (3) ; les autres y possédant au contraire leur habitat normal.

Tous ces microbes trouvent au sein des liquides digestifs un excellent milieu de culture, et leur vitalité se révèle soit par la production directe de substances nocives, soit par action sur les aliments.

Mais, chez l'homme sain, et dans les conditions normales, ces germes qui, par quantités innombrables, tapissent en quelque sorte la muqueuse digestive, se contentent, on peut le dire, tout simplement d'exister, et la stercorémie n'exerce pour ainsi dire pas ses ravages.

---

(1) Bouchard. *Loc. cit.*, t. II, p. 199.

(2) Régis a défendu cette idée que des états psychopathiques quelquefois très graves peuvent se produire sous l'influence des auto-intox. d'origine gastro-intest. A. Mathieu. *Loc. cit.*, p. 346.

(3) Introduction à l'étude des troubles digestifs liés aux maladies du nez et du rhino-pharynx. F. Landolt. *Thèse*, Paris, 1902.

Pourquoi cela ?

C'est que, tout d'abord, il nous manque ici une nouvelle cause et non des moindres, de putridité ; je veux parler de celle qui est due à l'apport des produits de désassimilation anormaux, et de produits de résorption issus d'un foyer traumatique, d'un foyer opératoire.

Ceci dit, remarquons que, dans les conditions ordinaires, les matières sont en mouvement incessant, progressant d'une façon régulièrement périodique ;

Que ce sont les mouvements péristaltiques liés à leur présence et vraisemblablement dus aux changements chimiques, qui s'opposent à cet arrêt, et partant, aux conséquences si graves de la stase ;

Que la continuité de ces mêmes mouvements amène régulièrement à l'extérieur 150 à 200 grammes de matières quotidiennes, et supprime par ce seul fait l'absorption d'une grande partie des toxines.

De plus, ne savons-nous pas qu'au sein même des cavités intestinales s'exerce le pouvoir des sucs glandulaires, de la bile, du suc intestinal qui, unissant leur action à celle des mouvements intestinaux, exécutent un véritable lavage et balayent en même temps et les microbes et leurs produits de sécrétion ?

Ce n'est pas tout !

A ces causes puissantes de neutralisation, nous devons ajouter le rôle de protection très importante, qui nous vient de la paroi épithéliale elle-même.

Il est vrai que les recherches de Dobroklonsky, de Rüffer, de Ribbert, d'autres encore, qui ont poursuivi les migrations bactériennes au travers des muqueuses les plus normales, et d'autre part, l'existence indiscutable de portes d'entrée, d'ailleurs souvent inaccessibles à nos yeux, sont là pour s'élever contre la théorie d'après laquelle cette membrane jouirait d'une intégrité parfaite. Mais enfin, si les cellules épithéliales de l'intestin ne constituent pas une barrière suffisante, elles atténuent tout au moins pour une certaine part (Queirolo-Stich) la toxicité de ces substances, elles sont capables de détruire une partie de ces toxines (Denys et Brion), et dans tous les cas, leur insuffisance est corrigée au sein même des parois par la présence des phagocytes migrateurs.

De tout ce qui précède il résulte donc :

Que chez l'homme sain, l'absorption des poisons existe, mais qu'elle est insignifiante et fort incomplète ;

Que la plus grande partie de ces poisons est expulsée au dehors grâce aux mouvements et à l'action mécanique des sucs ;

Qu'une autre partie se trouve en lutte avec le vernis épithélial et les phagocytes qui cheminent constamment à ce niveau.

Et enfin, que les toxines non ainsi détruites, et par conséquent absorbées, passent cependant avec une lenteur suffisante pour que au fur et à mesure de leur pénétration elles puissent être annihilées au sein même de l'économie ou bien régulièrement éliminées par les viscères (1).

*
* *

Passons maintenant à l'homme malade, et prenons tout d'abord une transition toute naturelle ici, je veux dire, la constipation simple.

Il y a longtemps que l'on connaît les méfaits de cet état surtout lorsqu'il est *habituel* (2), et que l'on a remarqué chez

---

(1) « L'organisme animal porte toujours en lui dans le contenu de l'intestin les matériaux d'un empoisonnement putride. Leur influence dans le cours normal des processus physiologiques semble être détruite par des modifications antérieures qui consistent en partie dans les actes fonctionnels de la muqueuse correspondante, en partie dans une élimination nouvelle et prompte et dans la destruction des matières résorbées. » Opinion de Stich, exposée par Griesinger. In *thèse* Humbert, *loc. cit.*, p. 44. — Griesinger. Traité des maladies infect., 1868, p. 195.

(2) W. Ebstein. Die chronische Stuhlverstopfung. Stuttgart, 1901.

les chroniquement constipés la teinte pâle ou jaunâtre de la peau, la fréquence des céphalées, la diminution de l'appétit, l'état désagréable de l'haleine et son odeur fécale, l'état saburral de la langue, la tuméfaction du foie...

Il y a longtemps que l'on connaît chez eux les transpirations nocturnes, l'état de moiteur de la peau soit généralisée, soit disposée par plaques en certaines régions (1).

Ce tableau, qui n'a d'ailleurs nullement la prétention d'être complet, se trouve plus ou moins modifié suivant les cas, car ici, comme dans toute affection, il y a des réactions de l'organisme absolument individuelles.

Ce qui est certain c'est que, évidente ou non, l'intoxication fécale existe réellement et peut toujours être décelée.

« Il est très probable, a dit Herschell (2), que dans les cas où l'on suppose le sujet en parfaite santé, malgré des évacuations peu fréquentes, une investigation plus exacte établirait qu'il existe en même temps chez lui, de légers symptômes d'intoxication. De tels phénomènes, qui étaient ordinairement rattachés à des troubles nerveux, n'étaient pas attribués à leur véritable cause, la constipation. »

J'ajouterai que si chez certains sujets qui sont indemnes ou qui du moins paraissent l'être, on peut parfois invoquer la question d'accoutumance, cela d'ailleurs doit être fort rare. L'intoxication, somme toute, existe *toujours,* et, nous ne saurions admettre avec Trousseau (3) à côté l'un de l'autre, ces deux mots qui jurent ensemble : « *physiologiquement constipés* ! » non plus que l'opinion émise par Grisolle (4) à savoir

---

(1) « Les excréments trop longtemps retenus se corrompent, irritent les intestins ou la vessie, en altèrent la substance muqueuse et y causent souvent de cruelles maladies. » Tissot. De la santé des gens de lettres, éd. de Lausanne, 1783, t. VIII, p. 97. In J. Larguier des Bancels. Étude sur le diagnostic et le traitement chir. des étrang. int. Paris, 1870, p. 17.

(2) Trad. Cohendy. La constip. habituelle. Paris, 1900, p. 2.

(3) *Clinique méd.*, 7ᵉ édit., t. III, p. 192.

(4) Path. int., t. II, 9ᵉ édit., p. 933.

que « la constipation constitue pour un grand nombre de personnes un état physiologique » et « qu'il est des individus qui jouissent d'une santé parfaite quoiqu'ils n'aient de selles que tous les 4, 5, 7, 8 et 10 jours ».

« Sans doute, écrit Humbert (1), on rencontre des individus sujets à de longues constipations et qui n'en paraissent pas éprouvés ; mais cela n'a rien qui doive nous surprendre, encore moins nous faire changer d'avis. Ici comme ailleurs, l'habitude joue son rôle.

Par l'habitude, l'absorption des poisons les plus violents, pris même à doses excessives, peut devenir en quelque sorte un acte physiologique, mais il faut remarquer deux choses : c'est qu'il est bien peu d'individus habituellement constipés dont les fonctions digestives ne soient pas plus ou moins en souffrance et dont la santé générale ne reçoive aucune atteinte ; c'est qu'enfin ce n'est pas sans danger que se produirait une rétention aussi prolongée des matières fécales chez un sujet qui n'y serait pas progressivement accoutumé. »

Du reste, R.-V. Pfungen ayant examiné d'une façon suivie, et pendant des semaines, une femme atteinte de constipation par suite de myélite avec paraplégie, a vu les acides sulfo-conjugués augmenter sous l'influence d'une période de rétention fécale, diminuer au contraire dès que l'usage des laxatifs avait amené des évacuations régulières (2).

D'ordinaire, encore une fois, il n'y a pas une telle *latence* et l'intoxication générale se révèle tantôt par une sensation de pesanteur, un peu de gonflement abdominal avec somnolence et coloration de la physionomie ; d'autres fois, ce sont des phénomènes d'embarras gastrique, voire même un léger état typhoïde, parfois un état d'affaissement, de dégoût alimentaire, de gêne respiratoire, un peu d'élévation thermique,

---

(1) *Loc. cit.*, p. 59.
(2) Je cite textuellement Mathieu.

une asthénie générale, de l'obnubilation, de la lourdeur de l'esprit, de l'inaptitude au travail, de l'indifférence à toute occupation(1), des insomnies... (2).

Tels sont les faits de constipation simple, le simple arrêt des matières fécales, accidents, somme toute, relativement bénins, mais qu'il est inutile de laisser se maintenir — et, comme on l'a justement écrit, il y a déjà longtemps, « lorsqu'il existe une rétention complète des déjections, on doit en chercher la cause avec beaucoup de soins et y remédier promptement, parce que cet état ne peut être longtemps supporté sans compromettre la santé et la vie... (3) ».

*
* *

Que si maintenant, ce même arrêt vient à se produire *au cours de la maladie,* il peut alors entraîner des allures autrement sérieuses, car ici, à l'intoxication s'ajoute la diminution de résistance de l'économie ; « plusieurs fois, dans ces conditions on a vu des accès fébriles qui pouvaient faire craindre une septicémie, guérir à la suite d'une évacuation survenue par la simple administration d'un lavement (4) ».

Variables, évidemment, sont les symptômes étalés par les phénomènes de stase intestinale au cours des diverses maladies, et on comprendra que pour chacune d'elles, les allures doivent être singulièrement différentes suivant la nature même de la maladie, suivant qu'il s'agit d'un état général ou simplement d'une affection locale, suivant que l'organe point

---

(1) V. Fürst. In *Wien. medizin. Presse,* 24 mars 1901, p. 539-542.

(2) Ebstein. Die chronische Stuhlverstopfung in der theorie und praxis in-8. Stuttgart, 1901, p. 30. Dans ce livre (258 p.) Ebstein étudie les troubles digestifs, nerveux, cardiaques, dus à la constipation et donne XXIII observations montrant la bonne influence. au point de vue de tous les appareils, de la cessation de cet arrêt des matières.

(3) Hamon. Mém. sur la constip. Paris, 1836, p. 10.

(4) Bouchard. Traité de path. gén., t. I, p. 787.

Batigne. 4

de départ du mal voisine avec l'intestin ou l'influence seulement par réflexes...

Quoi qu'il en soit, les cas sont très nombreux, d'affections au cours desquelles la stase stercorale peut devenir un réel facteur de gravité ; nombre de pyrexies d'abord, grippe, embarras gastrique (1), variole... affections inflammatoires de voisinage : métrites, oophorosalpingites, phlegmasies périrénales..., phénomènes de compression par tumeurs solides (2) ou kystiques, par rétro-positions utérines, par lésions de la prostate ; enfin, lésions cavitaires, obstructions par corps étrangers, par calculs biliaires, par helminthes, par matières fécales durcies...

De ces cas suffisamment étudiés ailleurs, je ne veux retenir qu'une seule classe, et cela, à cause de ses relations très directes avec le sujet qui nous occupe ici ; j'ai nommé *les affections de l'intestin lui-même,* affections d'ailleurs bien étudiées et dont les facteurs *intestinaux* de gravité sont actuellement très connus.

Et quoique nous marchions ici en un terrain déjà défriché, dans lequel le rôle de l'infection *locale* est actuellement de connaissance classique et où l'on sait bien que la théorie réflexe impuissante à tout expliquer, a dû céder le pas à la théorie toxique, je pense qu'il n'est pas mauvais pour l'intelligence de ce qui va suivre, de rappeler dès maintenant quelques types bien dégagés, bien évidents, et nous faisant voir, dans toute sa netteté, le rôle de l'intoxication digestive.

Prenons par exemple la hernie étranglée. Nous savons que le grand épouvantail actuel, dans cette grave complication de l'issue intestinale, c'est l'empoisonnement stercorémique ; et cela est tellement vrai qu'on n'attend plus pour intervenir l'ensemble clinique de la maladie et surtout le vomissement

---

(1) POTAIN. *Semaine méd.*, 1899, p. 137.
(2) R. BARNES. Traité clin. des mal. des femmes. Trad. de CORDES. Paris, 1876, p. 646.

fécaloïde, excellent signe de diagnostic, mais signe tardif et qu'il serait criminel d'attendre, car la résorption septique débute avec le début lui-même de l'étranglement.

« Que de fois, écrit Lejars, n'ai-je pas opéré dans la pratique d'urgence des hôpitaux, de ces hernies étranglées datant de 4, 5, 6, 8 jours quelquefois et compliquées de tous les accidents du choléra herniaire : on pouvait s'attendre à trouver de profonds désordres de l'intestin ; pas du tout ; l'étranglement était peu serré, il n'y avait pas de sphacèle, l'opération facile, s'achevait en très peu de temps, et le malade succombait quelques heures après à l'empoisonnement stercorémique, trop profond et trop ancien pour être enrayé par une kélotomie *in extremis* (1). »

Tournons-nous du côté de l'occlusion intestinale ; nous y verrons tout aussi frappante l'influence de la stercorémie. Voici, par exemple, un sujet robuste, pris en pleine jeunesse, brusquement, sans symptômes prémonitoires, d'une douleur abdominale localisée, très violente. Les nausées, l'angoisse, les vomissements se succèdent rapidement. Les traits s'altèrent, les alternatives de pâleur et de sueurs froides se produisent. 24 heures après, le pouls est devenu petit, filant, les extrémités se refroidissent. Rapidement on intervient par la laparotomie, on lève l'obstacle, on modifie une position vicieuse, on dénoue un volvulus et pourtant il est trop tard, la mort arrive et le malade est emporté par l'intoxication stercorémique trop profonde.

Tout cela, notons-le bien, peut être appliqué aux occlusions, sans obstacle mécanique, aux pseudo-occlusions. Ici on retrouve la même gravité, et « pour être due à l'atonie de la paroi, la stase du contenu intestinal n'en est pas moins suivie de stercorémie, la mort peut en être la conséquence ».

---

(1) Lejars. Traité de chir. d'urgence, 1re édit., p. 520.

Humbert n'a-t-il pas écrit (1) : « un obstacle matériel n'est pas indispensable, et dès qu'il y a arrêt, quelle qu'en soit la cause, le résultat est le même. » C'est qu'en effet l'élément primordial est la stase intestinale, si favorable aux fermentations et aux phénomènes d'absorption.

Nous sommes donc bien loin de l'opinion de Masson (2) pour qui « dans aucun des cas où la mort a suivi les symptômes de l'occlusion intestinale il n'est arrivé qu'on n'ait pas rencontré à l'autopsie la cause mécanique qui avait dû produire ces symptômes.

D'ailleurs, puisque rien ne saurait mieux nous éclairer que la lecture des observations, voici, brièvement relatés quelques faits d'occlusion sans obstacle mécanique.

« Malade de 56 ans, entré à l'hôpital pour une fracture de cuisse, et brusquement pris, deux jours après, de tous les accidents de l'iléus. Les lavements électriques restèrent sans résultat, l'entérostomie ne donne issue qu'à une quantité minime de gaz et de liquides, et le malade succomba au troisième jour. A l'autopsie soigneusement faite, on ne trouva *aucune espèce d'obstacle intra ou extra-intestinal* : la paralysie restait seule en cause (3). »

Observation résumée

« Un homme de 39 ans est apporté à la maison municipale de santé dans un état lamentable, ni selles, ni émissions gazeuses depuis 48 heures, vomissements fétides et noirâtres, ballonnement abdominal considérable, surtout sus-ombilical, douleurs atroces, facies grippé, pouls très fréquent et petit, occlusion aiguë diagnostiquée. Et d'abord séance d'électrisation ; elle donne seulement quelques contractions douloureuses.

---

(1) Humbert. *Loc. cit.*, p. 39.
(2) Masson. *Thèse*, Paris, 1857.
(3) Lejars. *Loc. cit.*, 3ᵉ édit., 1901, p. 349 et seq.

« Alors, laparotomie sus-ombilicale ; immédiatement s'échappe de la plaie un côlon transverse monstrueux comme volume. Maintenu sous une compresse aseptique, il permet d'explorer le ventre. Or, le côlon descendant et l's iliaque étaient distendus, eux aussi : il n'y avait, nulle part, trace de bride, de tumeur, de coudure, *aucun obstacle,* l'intestin était également dilaté et atone sur toute la longueur.

« Je pratiquai, dit le Dr Lejars, une étroite entérostomie sur le côlon transverse, et, à peine l'intestin fut-il fixé à la paroi et incisé, qu'une énorme quantité de gaz fit irruption par cet orifice, mêlée de matières liquides jaunâtres. Le reste de l'incision fut réuni. Au bout de quelques jours, les selles reparurent par l'anus, le malade se rétablit parfaitement, et, deux mois après, je fermai sans difficulté, la petite ouverture intestinale... » (1).

Observation résumée

« Une femme de 4o ans, nous est envoyée d'un service de médecine avec des vomissements fécaloïdes, un ventre très ballonné, uniformément ; pouls petit, apparence d'une intoxication avancée.

« Laparotomie immédiate. Intestin un peu rouge, un peu de liquide séreux dans le ventre, aucune trace d'occlusion mécanique, aucun obstacle.

« Une anse grêle est attirée entre les lèvres de la plaie qu'on réunit au-dessus et au-dessous, et reste ainsi maintenue au dehors par une sonde passée en dessous, avec l'intention d'aller plus loin, si les accidents ne cessent pas.

« Dans la soirée même, les selles reparaissaient spontanément.

---

(1) Lejars. *Ibid.*

« Débâcle de matières liquides, sans bouchons, sans masses épaisses et durcies... (1) ».

* *
*

Si la simple analyse chimique et bactériologique des fèces, si l'étude de leur absorption chez l'homme sain et surtout chez l'homme malade, nous apprennent d'une façon indiscutable l'existence d'une toxicité très réelle et parfois très redoutable, il semble que nous devrions trouver dans l'emploi des procédés d'évacuation, quels qu'ils soient, un correctif sérieux de ces poisons, et par conséquent, un bon argument en faveur des faits exposés dans ce travail.

C'est, en effet, ce que démontrent nettement les observations de lavages de l'estomac dans le cours des occlusions intestinales.

Senator a fait voir que ce lavage amenait une disparition momentanée des accidents déterminés par l'obstruction intestinale, et parfois même guérissait le malade.

« Le même résultat a été obtenu par plusieurs médecins, notamment par MM. Bouchard et Chantemesse » (2), et Pénel enfin, dans sa thèse (3), communique des observations qui sont à cet égard fort probantes, puisque les neuf premières se terminent par la guérison, et que les quatre dernières, suivies de mort, présentent cependant une suppression rapide du hoquet et des vomissements.

Je sais bien qu'on a prétendu (voyez Pénel, *loc. cit.*, p. 37) « que ce lavage n'avait d'action que sur l'estomac, et n'agissait nullement sur l'intestin. Cependant il résulte de deux observations de Rehn, publiées dans le *Bulletin médical* du 24 août 1887, que dans deux cas d'occlusion intestinale, la

---

(1) Lejars. *Ibid.*
(2) Bouchard. Traité de path. générale, p. 788.
(3) Le lavage de l'estomac dans l'occlusion intestinale. *Thèse*, Bordeaux, 1893.

laparotomie ayant été faite pour rechercher la cause de l'étranglement, ce praticien put voir les matières refluer de l'intestin vers l'estomac », et de plus, Kussmaül et Cahn ont remarqué « que les premiers liquides enlevés par le lavage, étaient clairs, tandis que les suivants devenaient fécaloïdes. »

D'ailleurs, la lecture des observations publiées par Pénel lui-même est des plus instructives. Qu'y voyons-nous ?

Dans la première (Lancial), on obtient « *un liquide jaunâtre, à odeur fécaloïde* ».

Dans la deuxième (Chantemesse), « *un liquide jaunâtre d'odeur acide et repoussante* ».

Dans la troisième (Franz Mahnest) « 1 *litre* 1/2 *de liquide fécaloïde* ».

Dans la cinquième (Calvet) « dès que l'extrémité inférieure du tube a pénétré dans l'estomac, il s'écoule, sans même qu'il soit amorcé et sous l'influence de la pression intra-abdominale, *environ deux litres d'un liquide bilieux et fécaloïde* ».

Enfin, mêmes matières *fécaloïdes,* signalées dans les VI°, VII°, VIII° observations.

Tout cela démontre, de façon suffisante, l'enlèvement, par chaque lavage, d'une certaine quantité de produits toxiques, foyers d'infection d'origine intestinale.

Combien d'autres infections ont encore pour point de départ ces origines intestinales ! tels les accidents pulmonoires, telles les affections cutanées si heureusement modifiées par l'antisepsie digestive, et qui songerait à nier les relations pathogéniques entre les lésions intestinales et les accidents hépatiques (1). Bien plus, depuis l'âge le plus tendre jusqu'aux limites extrêmes de la vie, cette influence nocive peut se faire jour, et l'on n'ignore

____

(1) Au Congrès de Berlin, avril 1898, Ewald, Albu ont cité des autointoxications d'origine intestinale, qui s'étaient traduites par phénomènes apoplectiformes avec vertiges, vomissements, accidents comateux. Voy. Célos. *Loc. cit.,* p. 400.

pas, chez l'enfant, l'existence des broncho-pneumonies, des symptômes cérébraux, des paralysies, des érythèmes, des collections purulentes, des gangrènes, de l'anémie, de la cachexie... tous accidents que les troubles gastro-intestinaux maintiennent sous leur dépendance.

On n'ignore pas que chez lui « la constipation amène parfois un mouvement fébrile qui fait penser à un début de fièvre typhoïde ; que, dans d'autres cas, la fièvre peut revêtir le caractère intermittent, appelant vainement le sulfate de quinine, alors que la médication évacuante eût réussi d'emblée, et que s'il y a des vomissements et de la céphalalgie faisant craindre une méningite, tout cela peut s'effacer après une simple évacuation (1) ».

*
* *

Ce qui vient d'être dit sur le rôle important de l'intoxication stercorale chez l'homme en état de santé et chez l'homme malade, peut parfaitement s'appliquer à la femme en état de puerpéralité.

Chez elle aussi, les rétentions fécales sont communément causes de fièvre.

Bien plus, elles peuvent à elles seules occasionner des troubles tellement dramatiques qu'on serait tenté tout d'abord, de leur assigner une autre origine ; et cependant, les accoucheurs connaissent bien cette *pseudo-puerpéralité.*

Écoutons-les :

« Les causes de fièvre ne manquent pas chez les femmes

---

(1) GRANCHER. Traité des mal. de l'enfance, t. II, p. 668. — J'ajouterai :
STROUP, en provoquant la constipation chez des vieillards, voit successivement se produire une série d'accidents..., langue blanche..., dyspnée..., lourdeur de tête..., somnolence..., vertiges..., voire un état subcomateux. Voy. MATHIEU. *Loc. cit.,* p. 346.

enceintes, la constipation si fréquente chez elles est à coup sûr un facteur, le plus souvent méconnu » (1).

« Dans certains cas, on voit se produire, sous l'influence de cette accumulation dans l'intestin de matières stercorales, une hyperthermie très notable, très inquiétante pour l'accouchée, pour son entourage, j'ajouterai même, pour le médecin (2) ».

Et encore : « La fièvre causée par cet état peut apparaître le troisième jour après l'accouchement, même pendant le travail. » *(Ibid.)*

Noble a donné (in amer. Journ. of. obst., *loc. cit.*) une observation d'accidents *post partum,* rappelant absolument l'obstruction, et terminés par la mort, malgré une opération, ayant révélé, non pas une péritonite, non pas un obstacle, mais une énorme paralysie.

Plus près de nous, Broutelle (3) a écrit dans sa thèse inaugurale : « le trouble physiologique causé par la gravidité, la compression intestinale par l'utérus, la constipation qui en résulte, la congestion du tube digestif » sont les causes prédisposantes les plus importantes du développement pathogène du bactérium coli qui, pendant les derniers temps de la grossesse, pullule et exalte sa virulence sans cependant traduire cliniquement son action, et qui, à la faveur du traumatisme de l'accouchement, fait éclater les accidents. »

Plus récemment encore, Bouchet (4) exprime à peu près les mêmes idées, car il dit : « On a remarqué chez ces malades, qu'il semblait y avoir un rapport, d'une part, avec l'élévation de la température et la constipation, d'autre part entre la défervescence et les évacuations alvines soit spontanées, soit provoquées. »

« Une malade du service de M. le Pr Budin, habituellement

---

(1) Ch. VINAY. Traité des maladies de la grossesse. Paris, 1894, p. 55.
(2) OUI. *Écho médical du Nord.* Lille, 16 juillet 1899, p. 344.
(3) BROUTELLE. *Thèse,* Paris, 1901.
(4) BOUCHET. *Thèse,* Paris, 1902, p. 35.

constipée, avait à diverses reprises présenté de la fièvre le soir (t. 38,5).

« Après le début du travail (enfant en OIGT), frisson violent et sueurs ; le thermomètre monte à 39°. La fièvre persiste les jours suivants, le ventre se ballonne ; la malade déclare ne pas être allée à la selle plusieurs jours avant son accouchement. A la suite d'un grand lavement, débâcle avec 8 à 9 selles abondantes.

« La fièvre baisse aussitôt.

« Pareille issue favorable n'est pas toujours observée. La mort peut survenir. Témoin cette malheureuse, dont Barbier raconte l'histoire (Th. de Paris, 1894, p. 69), atteinte d'obstruction intestinale par rétroversion ; en dépit de la réduction du déplacement utérin, elle fut prise à la suite de l'avortement qui se produisit, d'accidents septicémiques liés à la présence du coli-bacille (1). »

Enfin, dans un article récent du *Bulletin médical* (2), le Pr Pinard, s'élevant contre la fièvre de grossesse, j'entends celle qui serait essentiellement liée à la parturition, celle dont ont parlé Burns et Jacquemier, le Pr Pinard, dis-je, établit énergiquement qu'elle est due à des affections intercurrentes, affections qu'il faudra dépister ; il cite alors l'appendicite, la torsion de tumeurs, la cholécystite, les suppurations annexielles, il eût bien pu ajouter les rétentions fécales.

Et cela se comprend !

Voilà, en effet, une série de cas dans lesquels non seulement les matières fécales dont nous avons appris à connaître la septicité, ne sont pas supprimées par une régulière et périodique élimination, mais encore sont accumulées, et de plus : accumulées sur un terrain dont la résistance se trouve diminuée et affaiblie ; *affaiblie au point de vue local,* car les éléments de lutte sont modifiés ou annihilés, les milieux

---

(1) *Journal des praticiens,* 28 février 1903, p. 141.
(2) *Bulletin méd ,* 7 mars 1903, n° 19. p 223.

changés, et parce que la barrière des parois intestinales né saurait être efficace si l'intestin n'est pas dans son état d'intégrité normale ; *affaiblie au point de vue général*, à cause de la maladie initiale, du mauvais fonctionnement d'un viscère important ; à cause enfin des troubles généraux qu'amène, dans le fonctionnement de l'économie, un élément aussi nouveau que la puerpéralité.

Il y a là, n'est-il pas vrai, des raisons bien suffisantes d'engendrer des troubles d'intoxication : d'une part une source d'infection qui non seulement n'est pas drainée, mais encore a sa virulence très accrue : d'autre part, des parois sans réaction, des cellules inhibées, des phagocytes annihilés ! !

Or, nous retrouvons précisément, au cours des interventions abdominales, tous ces éléments étiologiques. Certains d'entre eux sont même très développés, tels les troubles dans le fonctionnement des parois.

Donc, à dire vrai, nous aurions bien peu de choses à dire sur ce sujet.

Mais je vais plus loin : Je dis que certains de nos cas sont absolument superposables.

Prenons, en effet, les suites de couches ; ne sont-elles pas tout à fait semblables aux suites opératoires ?

Les femmes nouvellement accouchées ne sont-elles pas singulièrement assimilables aux blessés, aux traumatisés, aux opérés ; et cela, de bien des manières :

Par la plaie qui succède à l'accouchement ;

Par la dépression physique consécutive ;

Par les complications hémorragiques ;

Enfin, par les accidents parfois terribles de la septicémie ?

Et même, dans le détail de ces accidents de septicémie, si graves, si rapides d'évolution, si meurtriers, n'y a-t-il pas des analogies frappantes avec les phénomènes de l'infection post-opératoire ?

Le fait est d'une étonnante vérité et je ne crois pas qu'on puisse trouver ailleurs des ressemblances plus complètes.

Et notons-le bien, ces analogies ne se retrouvent pas seulement dans la marche des accidents, dans leur nature, dans leur évolution, mais encore dans les idées directrices de la thérapeutique, idées qui ont, dans les deux cas, subi les mêmes évolutions.

Voyez, en effet, les accidents d'infection puerpérale ; ils ont, tout d'abord, tellement attiré *sur eux seuls* tous les efforts du traitement que, jouant, dans la pathologie post-puerpérale, le rôle que nous avons vu joué par les septicémies suraiguës dans les complications post-opératoires (1), ils ont pris, *eux aussi,* une place absolument prépondérante, une place telle que, vraiment, on n'a un beau jour songé qu'à eux, dans les suites positivement redoutables de l'accouchement.

Alors, ils sont devenus tellement éclatants qu'on n'a vu *qu'eux,* qu'on n'a parlé que *d'eux,* qu'on n'a appris à redouter *qu'eux seuls* !

C'est tellement vrai, dit le Dr Oui (2), que dans certains traités classiques d'obstétrique, il n'est même pas fait mention des accidents stercorémiques ; que certains auteurs leur consacrent à peine quelques lignes, et que dans l'ouvrage de MM. Pinard et Wallich sur le traitement de l'infection puerpérale (3), le diagnostic différentiel entre la stercorémie et l'infection puerpérale est de parti pris laissé de côté.

C'est regrettable !

Certes, il y a lieu de s'applaudir de toutes les mesures qui ont sauvé bien des existences et il vaut mieux, somme toute, intervenir activement dans un cas même non clairement démontré d'infection puerpérale, que de méconnaître une septicémie commençante ; mais, il n'en est pas moins vrai qu'il n'est pas juste, ainsi que nous l'avons vu, de faire rentrer dans ce cadre toutes les alarmes puerpérales, et qu'il est

---

(1) Voy. P. BATIGNE. *Loc. cit.* Paris, 1898.
(2) OUI. *Loc. cit.*, p. 344.
(3) Paris, 1896.

indubitablement prouvé, maintenant, que souvent les accidents observés relèvent tout simplement de l'infection *stercorémique.*

*
* *

Abordons donc l'étude des suites post-laparotomiques proprement dites ; cherchons à les rapprocher des accidents qui viennent d'être étudiés, à comparer leurs causes, leur pathogénie, à les superposer ; et comme, après tout, c'est spécialement pour les mettre en relief, qu'est écrit ce travail, discutons minutieusement toutes les données de la question.

Il y a eu laparotomie, incision de la paroi, manœuvres intra-abdominales, libération, extraction de la tumeur, protection des anses intestinales, hémostase, toilette minutieuse du péritoine, ligature de pédicules, etc., etc.....

Tout cela a été exécuté avec plus ou moins de difficultés et dans un temps plus ou moins long ; mais en fin de compte, l'intestin se trouve atteint ; il est parésié ou paralysé ; les fonctions en sont suspendues et nous savons que cette suspension relève d'une cause, inflammatoire surtout, elle-même singulièrement aidée et par le traumatisme physique ou chimique de l'intervention, et par les modifications de l'état général.

Voilà la situation exposée.

Que va-t-il se passer dans la composition du contenu de l'intestin ?

Quel va être le mode de réaction des parois ?

Si nous nous adressons d'abord au contenu de l'intestin, nous voyons que ce contenu que nous savons déjà toxique, va voir sa virulence exaltée, car, pour ce faire, deux causes de premier ordre se présentent ; l'arrêt des matières d'abord, la diminution de vitalité des parois ensuite.

De la première cause, je parlerai peu, car nous connaissons bien maintenant l'influence de la stase intestinale, dont nous avons montré de frappants exemples, empruntés soit à la clinique, soit à l'étude des sujets mal réglés dans l'émission des selles, soit encore à l'expérimentation (1).

J'ajouterai seulement que les résultats de la stase sont ici ce qu'ils sont partout et que nous pouvons les rapprocher de ceux de la stagnation biliaire, de la rétention de l'urine, de la stase des produits bronchiques....., des altérations développées au fond des cloaques et des cryptes de l'économie, des fistules borgnes, des anfractuosités, des plaies contuses et irrégulières.

Mais ici, cette fâcheuse influence de la stase trouve un auxiliaire des plus précieux dans la dépression, dans l'affaiblissement qui résulte du traumatisme *local* de l'intestin et *général* de l'organisme tout entier ; et cela est naturel puisque une très importante condition du développement bactérien réside en l'intervention d'un terrain préparé, et que tout est alors pour le mieux, si ce terrain est *irrité,* et surtout enfin si cette irritation a porté ses fruits, c'est-à-dire si elle est devenue *inflammation.*

Ces exemples du rôle du terrain abondent dans l'économie, et sans y insister davantage, nous pouvons dire que notre cas est une nouvelle confirmation de la loi qui veut que pour se développer, les microbes que nous hébergeons à l'état normal, soient aidés par des causes affaiblissant la vitalité de nos tissus.

Ces faits s'ajoutent donc à ceux des pneumonies apparues *a frigore* ou après inhalations irritantes, des arthrites chroniques post-traumatiques, des infections après surmenage, des ostéomyélites qui suivent les contusions, des cancers succédant à des coups, des accidents paludéens après traumatismes, des manifestations syphilitiques locales appa-

---

(1) De Klecki et Roger. Augmentation de virulence du coli-bacille par le fait de la stagnation.

raissant à la suite de contusions chroniques, des exaltations de virulence du colibacille après la simple hyperémie occasionnée par une substance irritante (tartre stibié).

. N'est-ce point là l'histoire de toutes ces septicémies, pour la réalisation desquelles nous savons fort bien :

I. Que l'existence des germes ne suffit pas ;

II. Qu'il faut que ces germes deviennent virulents ;

III. Que cette virulence est obtenue et par la stagnation liquide et par l'irritation des parois ?

En somme, si l'agent infectieux est l'élément primordial dans la réalisation de la septicémie, sa seule présence ne suffit pas ; il lui faut encore le concours très nécessaire, de la stagnation d'abord, de l'affaiblissement du milieu ensuite.

Or ici, ces deux conditions sont parfaitement réalisées.

*
* *

Voyons maintenant quelle résistance les parois intestinales sont en mesure d'opposer à cette virulence exaltée.

Sont-elles en état d'intégrité suffisante ?

Ont-elles, au contraire, subi des modifications de nature à troubler leur libre fonctionnement ?

A priori, la réponse à cette dernière question doit être affirmative ; car, en somme, nous sommes ici aussi loin que possible de l'état normal, puisque la cavité abdominale a été ouverte, puisque les anses intestinales ont été plus ou moins mises à jour, fâcheusement influencées par l'air, par les manipulations, par les contacts de compresses, par les asséchements, par les agents chimiques, et je ne compte pas les germes issus d'un foyer intérieur.

Ce sont bien là, il me semble, tout autant de causes *de stupeur*.

Aussi les anses sont-elles parésiées ; aussi se sont-elles progressivement distendues sous l'influence d'une production exagérée de gaz ; aussi les gaz, à leur tour devenus *actifs*, appuyent-ils fortement sur les parois dont ils diminuent d'autant plus le pouvoir réactionnel (1), et les nerfs se trouvant inhibés, les vaisseaux sont en état de vaso-dilatation, avec, consécutivement, stase sanguine, œdème, turgescence...

Et notez que toutes ces modifications qui, elles, sont palpables, *qui se voient,* ne constituent qu'une partie des lésions, la partie grossière, témoignage indéniable d'autres lésions, celles-ci plus intimes, plus cachées, mais plus profondes.

En effet, toutes ces influences ont elles-mêmes modifié les plasmas. Elles ont « troublé la série des actes par lesquelles les cellules lymphatiques arrêtent, détruisent les microbes pathogènes qui tentent de forcer les barrières... et de passer dans nos tissus ». C'est, en somme, l'histoire des troubles trophiques favorisant l'infection, et il se passe ici quelque chose d'analogue à ce que nous voyons si nettement représenté dans le poumon par exemple, après lésions, après compressions du pneumogastrique.

La cellule est altérée ; le pouvoir bactéricide est affaibli ; l'activité phagocytaire est modifiée ; le milieu chimique est changé, de telle sorte que la vitalité du terrain est singulièrement compromise.

Et malheureusement ce n'est pas tout, car, si localement, la résistance ne saurait être efficace, ce n'est point à nous adressant à l'état général que nous trouverons des éléments de lutte. Ne s'agit-il pas le plus souvent de sujets déjà déprimés, anémiés, fébricitants peut-être ; de sujets à jeun et par conséquent chez lesquels (Claude Bernard) l'absorption doit être plus rapide ?

Quelle défense est possible dans ces conditions ? Quelle barrière pour des germes non pas à virulence latente, mais

----

(1) Pour CLADO, cette distension gazeuse « fait en quelque sorte filtrer les microbes de vive force à travers la paroi de l'organe ». Voy. *Mémoires de la Société de biologie,* 30 janvier 1892, p. 39 (appendice cœcal).

au contraire à virulence exaltée, attaquant les cellules, agissant contre les pouvoirs de défense et contre les propriétés sécrétantes de l'épithélium, répandant leurs toxines dans la circulation, agissant à distance sur les centres nerveux, etc...

*

* *

Si tout ce qui précède est vrai, nous devons en conclure que le chirurgien doit songer constamment à conserver à l'intestin toute sa tonicité ; qu'il doit, par conséquent, le mettre avant l'acte opératoire en état de subir le choc, et que, après l'intervention, sa préoccupation première doit être de s'assurer de cette même tonicité ; de la lui restituer enfin, si elle a subi quelque atteinte.

La très grande importance de la médication préventive ressort en effet très nettement et tout d'abord de ce que nous venons d'exposer. C'est pour cela, disent les auteurs, qu'on doit songer, avant toute intervention, à la préparation spéciale du malade ; c'est pour cela qu'ils recommandent une purgation la veille, un lavement le matin, des laxatifs pour assurer l'asepsie du tube digestif ou plus exactement pour diminuer son état septique, enfin une alimentation modérée et particulière.

Hé bien, cette pratique est en effet très généralement admise. On ne peut dire : universellement, puisque Werth, de Munich (1) *s'oppose* au purgatif antéopératoire « afin de ne pas affaiblir l'énergie musculaire de l'intestin » et dans la crainte qu'un état de paralysie suive l'irritation médicamenteuse (!!!)

Mais il y a partout des exceptions !

Et Von O. Herff, qui rapporte ce fait, s'empresse de ne point accepter cette manière de voir et de conclure avec la généra-

---

(1) Voy. Von Otto Herff. *Zeitsch. f. Geburtsh. und gynæk.*, XLIV, 2, 1901, p. 254.

lité des auteurs à l'absolue nécessité de vider l'intestin avant l'intervention.

Mais c'est surtout chez nos voisins d'outre-manche, plus encore : chez les Américains, que ces pratiques antéopératoires (et aussi post-opératoires) sont l'objet d'une sollicitude toute particulière. Ils insistent sur la vidange intestinale avec une remarquable ténacité, ils veulent la disparition *de toutes les scybales, de toute accumulation,* ils demandent que la préparation antéopératoire commence deux ou trois jours auparavant, ils prescrivent les doses de purgatifs, de lavements, de laxatifs, avec une minutieuse insistance et selon des règles très précises (1).

Le grand laparotomiste Lawson Tait (2) avait écrit : « Le malade exige une petite préparation en vue du changement qui va se produire dans ses fonctions intestinales. Dans ce but, j'ordonne que son alimentation soit limitée à une soupe et à une très petite quantité de pain pendant les 48 heures qui précèdent l'opération, et que dans la matinée du jour qui la précède, on donne à la malade une petite dose d'huile de ricin. »

A l'heure actuelle les prescriptions sont encore plus étroites.

C'est ainsi que Ramsay (3), la veille de l'opération, donne à sa malade 30 grammes de sel d'Epsom (sulfate de magnésie) suivis une heure après d'une deuxième dose de 15 grammes ; que, six heures après, il administre un lavement d'eau de savon de 3/4 de litre environ, contenant 30 grammes de glycérine, puis, à onze heures ou minuit de la même nuit, un deuxième lavement.

C'est ainsi qu'en même temps il prescrit la diète liquide,

---

(1) C. CLEVELAND. *Medical Record.* New-York, 5 january 1901.
(2) L. TAIT. *Loc. cit.*, p. 332.
(3) RAMSAY. *Loc. cit.*

24 heures au moins avant l'intervention, et rien après minuit, si ce n'est parfois 15 grammes de Cherry au moment de l'intervention ; ayant soin d'ajouter qu'en adoptant cette méthode on vide très bien l'intestin.

En somme, il résulte d'une consultation de l'opinion générale que ce qu'il faut réaliser, c'est l'expulsion hors de l'intestin de tous les reliquats alimentaires qui l'habitent et qui deviendraient sans cela, non seulement d'excellentes cultures, mais encore des sources de transformations toxiques, et tel est le but que les auteurs précédemment cités veulent voir excellemment rempli par le purgatif, et particulièrement, par le purgatif qui, « avec l'expulsion du contenu, obtient l'hypersécrétion glandulaire (1) ».

*
* *

Quant aux soins consécutifs, en quoi doivent-ils consister ?

Avant de le dire il faut se rappeler encore et toujours un fait qu'on doit bien connaître si l'on ne veut se réserver d'inutiles alarmes, à savoir que, toute laparotomie comporte, dès le lendemain de l'intervention, ou même plus tôt, l'existence de phénomènes de paresse intestinale, souvent d'ailleurs, et heureusement très atténués, et que, par conséquent, l'opérateur ne devra pas plus s'étonner d'un certain état d'atonie, que de la nécessité dans laquelle il se trouvera presque toujours aussi, de vider régulièrement la vessie de sa malade.

Mais s'il est vrai que cette paralysie soit très souvent et fort heureusement temporaire, pouvons-nous affirmer que ce début n'est pas la première étape d'accidents redoutables ?

Et d'autre part, ne risquons-nous pas de transformer par notre inaction, un état qui ne devrait être que passager en une septicémie des plus graves ?

---

(1) JEANNEL. Chirurgie de l'intestin. Paris, 1898.

On a écrit, il est vrai, que dans les cas favorables, le pouls bon, la température normale..., l'étendue des zones douloureuses à la pression, démontrent qu'il s'agit d'une distension gazeuse simple et par conséquent d'un état, cause d'inquiétude heureusement transitoire.

Mais mieux vaut croire, il me semble, à la possibilité d'une grave transformation, car l'opérateur qui se tiendra ainsi sur ses gardes se trouvera tout naturellement porté à limiter les troubles observés, à s'opposer à leur développement et à leur aggravation.

D'ailleurs ajoutons, pour ne pas trop voiler cet exposé par une décevante incertitude, que, le plus souvent, il est heureusement permis de s'attendre à ces accidents terribles de la septicémie... de s'en méfier ; car, en somme, des fautes ont été commises, évitables ou inévitables ; l'opération a été particulièrement longue, un oubli a pu être fait, un faux mouvement a produit une déchirure, l'hémostase a été laborieuse, etc., etc... Tout cela, la lecture des observations des cas très graves et terminés par la mort en 24, 36, 40 heures, nous le montre, en somme, clairement.

Parcourons ces observations. Que voyons-nous ?

Que pendant l'opération, une poche purulente s'est vidée dans le péritoine ; que cette même opération a été longue ;

Que quatre personnes y ont pris part ;

Que deux mois auparavant la malade avait eu une fausse couche avec infection consécutive, anémie, affaiblissement successif ;

Que, dans un autre cas, l'intervention fut longue, compliquée, avec fautes d'antisepsie, hémorragies...

Qu'une autre fois, l'opération fut rapide, mais accompagnée de blessure de la vessie, et sans soins minutieux, à tel point que « le succès opératoire parut douteux pour tous les assistants (1) », etc., etc...

----

(1) Voy. JAYLE. *Loc. cit.*

Voilà donc bien des raisons suffisantes de nous tenir prêts à ne point laisser s'installer, et se transformer en parésie, puis en paralysie, l'inhibition viscérale.

Comment atteint-on ce résultat ?

Déjà nous avons vu que l'opium, destiné à immobiliser l'intestin, a cédé la place, il y a longtemps, à la médication évacuante et que « actuellement nous préférons, à l'instar des laparotomistes américains et anglais, exciter le péristaltisme, favoriser l'élimination du contenu intestinal, et empêcher la stagnation des bactéries (1) », et c'est bien là l'opinion généralement admise (2).

De son côté, Championnière nous dit que la purgation si utile avant l'opération est bien plus utile encore après celle-ci (3).

D'après Jayle, grâce aux évacuations intestinales, on peut voir disparaître, comme par enchantement, le ballonnement abdominal, les douleurs, le malaise, la diminution urinaire et la fréquence du pouls (4).

Bien d'autres noms pourraient être mis en avant ici.

*
* *

Mais, si l'importance du purgatif est admise partout ainsi que l'utilité de son emploi, il y a encore intérêt majeur à noter l'opportunité du moment de son application.

Qu'en disent les auteurs ?

Lawson Tait a vanté l'usage du purgatif, quelques heures après l'opération, et « à son avis cette innovation a con-

---

(1) Voy. Forgue et Reclus. *Loc. cit.,* p. 599.

(2) Ce n'était pourtant pas tout à fait l'avis de Malcolm, d'Édimbourg qui (du moins en 1888) ne désapprouvait pas l'opium ; trouvant à ce médicament certaines qualités précieuses, il pensait qu'il pouvait exercer sur l'intestin irrité, une action *seulement sédative* et non pas : neutralisante pour les mouvements — et d'ailleurs, disait-il, puisque l'intestin a été bien vidé antérieurement !!! — *Loc. cit.,* p. 61 et 62.

(3) J.-L. Championnière. Cure radicale des hernies. Paris, 1892, p. 495.

(4) Jayle. *Loc. cit.,* p. 68.

tribué dans une certaine mesure à l'augmentation de ses succès (1) ».

Malcolm (2) donne comme règle la purgation administrée le plus tôt possible.

D'après Jeannel (3), il importe de rétablir au plus tôt les fonctions intestinales chez les laparotomisés et principalement chez ceux dont l'intestin a été étonné par des manipulations.

Pour Ed. Lenclos (4), le purgatif (48 heures après l'opération) doit être la règle après toute laparotomie. Il est seulement contre-indiqué dans quelques cas de hernie étranglée où l'intervention a été tardive et où on suppose l'intestin en mauvais état ; *mais même alors, le balayage du tube digestif ne doit pas être longtemps différé.*

Pour von Otto Herff, on doit combattre d'une façon très active les débuts de la paresse intestinale, et dans ce but il est bon de veiller non seulement à l'évacuation des gaz, mais surtout *assez à temps* à l'évacuation de l'intestin.

Il ajoute qu'il a appris par de nombreuses observations que les femmes qui ont eu une évacuation le 1er ou le 2e jour après l'opération vont beaucoup mieux que celles qui malheureusement n'ont une évacuation intestinale que le 5e ou le 6e jour (5).

M. O.-G. Ramsay (6) est encore plus affirmatif. Avec lui, le lendemain de l'opération, à 6 heures du matin, le malade doit prendre deux grains de calomel (environ $0^{gr},12$) et récidiver à quatre heures de l'après-midi par un lavement d'eau de savon contenant 3o grammes de glycérine, lente-

---

(1) *Loc. cit.*, p. 3g6.

(2) *Loc. cit.*, p. 64.

(3) Chirurgie de l'intestin. Paris, 1898.

(4) E. LENCLOS. *Thèse*, Nancy, 1899. p. 51. Des occlusions intestinales post-opératoires.

(5) V. O. HERFF. *Zeitsch. f. Geburt und gynec.*, XLIV, 2, 1901, p. 255.

(6) RAMSAY. *Loc. cit.*, p. 68.

ment administré et par le moyen d'un tube assez profondément enfoncé — un 2ᵉ lavement le lendemain matin de
bonne heure — un 3ᵉ et un 4ᵉ peuvent être administrés.

Deux drachmes (environ 8 grammes) d'essence de téré-
benthine ajouté au lavement savonneux constituent un perfec-
tionnement de cette méthode que l'auteur considère comme
important.

T. Byford (1) s'est également occupé de cette question, et
pour lui aussi, grande est l'importance du purgatif précoce.

Sa méthode est ainsi conçue : diète sévère, purgatif immédiat avant l'opération. Immédiatement après, dès le réveil
anesthésique, 1 drachme (environ 4 grammes) de sulfate de
magnésie est administrée et toutes les heures cette dose est
renouvelée jusqu'à mouvements intestinaux et sortie spon-
tanée des gaz.

Après la sixième dose un lavement est administré, composé d'eau chaude et de glycérine ; chaque 3 heures, même
lavement, jusqu'à effet produit.

Ramsay s'est fait le défenseur de cette manière d'agir qu'il
approuve à peu près entièrement. Un seul reproche pour lui :
malaises, grande soif, tendance aux nausées, conséquences
de la répétition des lavements (généralement plusieurs durent
être employés) et des doses purgatives (généralement 6 à
14 drachmes).

*
* *

Il résulte déjà de ces diverses consultations qu'il faut agir
sur l'intestin de *très bonne heure*.

Mais ce n'est pas tout !

A ces assertions d'ailleurs très autorisées, on peut ajouter
des arguments d'une autre nature. On peut emprunter au

---

(1) *Ann. Journ. of obst.*, july 1898. Voy. RAMSAY, *loc. cit.*, p. 70.

mode d'action lui-même du purgatif ainsi qu'aux modifications qu'il entraîne, des raisons tangibles d'intervention hâtive.

Quel est en effet le mécanisme de l'action purgative?

En deux mots : le purgatif excite le péristaltisme intestinal et il provoque les contractions — il amène l'hypersécrétion glandulaire et il lave. — En d'autres termes il chasse le contenu et par ses mouvements et par un véritable lavage.

Mais, remarquons-le bien, cette action qui, d'un seul coup, supprime les effets funestes de la stase et s'oppose à la dialyse au travers de parois déjà modifiées, cette action ne peut être intégralement exercée que si l'intestin veut bien répondre aux sollicitations purgatives, je veux dire, s'il est normal ou s'il n'est déjà pas sollicité de par ailleurs.

Or, cette réponse, il ne saurait la faire, s'il est en état d'inhibition et, par exemple, sous la dépendance d'une septicémie péritonéale, celle-ci parfois modérée dans sa marche, mais parfois aussi extrêmement rapide.

« Les purgatifs, a écrit Malcolm (1), agissent par stimulus des centres nerveux de la paroi intestinale ou par action directe sur les tissus musculaires et sécréteurs. Ceux-ci cependant peuvent être complètement paralysés par la péritonite, de sorte que l'intestin ne peut en aucune manière être stimulé pour évacuer son contenu. Je tiens du Dr Keith, d'Édimbourg, qui m'autorise à le dire, qu'il est des cas de péritonite septique dans lesquels vous pouvez donner au malade ce que vous voudrez, les intestins ne bougeront pas. »

D'autre part, Lenclos (2) a écrit : « Il paraît démontré par l'expérience qu'après les laparotomies, s'il faut purger le malade de bonne heure, dès le 2º jour, avant que se soient

---

(1) MALCOLM. *Loc. cit.*, p. 67.
(2) LENCLOS. *Loc. cit.*, p. 43.

déclarés des symptômes d'irritation péritonéale », c'est que
« plus tard », lorsque ces symptômes se sont développés,
l'intestin se révolte contre toute irritation ; c'est qu'il se con-
tracte spasmodiquement ou se relâche complètement ; c'est
que les purgations n'agissent plus. »

D'autre part encore, nous savons nous-même, par une
étude maintenant bien approfondie, quelle cause très puis-
sante de paralysie est cette septicémie péritonéale aiguë post-
opératoire, quelle inhibition profonde elle exerce sur le
plexus nerveux des tuniques de l'intestin, quel obstacle
quasi invincible elle oppose à la réapparition de ses fonctions.

Il s'agit donc pour nous de ne pas attendre l'installation
complète de cette phlegmasie, si nous voulons obtenir de la
médication purgative tous les résultats qu'elle est à même
de nous donner : résultats qui sont de deux ordres, les uns
concernant l'intestin qu'ils dérobent ainsi (s'il réagit) à la *sidération* péritonéale, les autres concernant le péritoine dont ils
annoncent (si au contraire il ne réagit pas !) l'envahissement
débutant.

*
* *

Une autre raison de purger le malade de bonne heure a
été mise en avant. Je veux parler de la crainte émise par certains auteurs, de voir transsuder les éléments infectieux de
l'intestin jusqu'à la cavité péritonéale ; en d'autres termes
de voir l'intestin lui-même, devenir cause de septicémie
péritonéale.

Il faut bien le reconnaître, cette appréhension a déjà fait
beaucoup de chemin, et si, de nombreuses fluctuations ont
sillonné sa marche, elle ne paraît pas en avoir été très
ébranlée.

On sait en effet, depuis les recherches de Nepveu, Clado,
Bönnecken, que les bactéries intestinales peuvent pénétrer
au travers des tuniques, jusque dans le sac herniaire.

Verchère (1) a voulu voir dans cette migration la cause de la septicémie *intestino-péritonéale,* et Duret (2) a dit à peu près la même chose en faisant résider l'origine de cette affection dans la transsudation à travers les parois intestinales paralysées, des liquides de l'intestin.

Cette dernière manière de voir contre laquelle Jayle (3) s'est élevé, alléguant des altérations différentes après une stricture mécanique ou un état simple de paralysie, cette idée, dis-je, est loin d'avoir disparu, bien que certains auteurs l'aient combattue, tel Marcus (4), tel Burchbinder (5).

Tait (6) déjà avait dit qu'en jetant un coup d'œil sur ses observations, il voyait que dans un très grand nombre de cas où le Dr Keith aurait drainé, *il avait, lui, purgé.*

E. Dupré (7) écrit que « dès que la paroi intestinale est altérée dans sa nutrition (froid intense, asphyxie, intoxications aiguës, étranglement, etc...), elle laisse filtrer des microbes dont l'arrivée peut être, par conséquent, secondaire au processus primitif de la péritonite initiale qui a lésé l'intestin.

Forgue et Reclus (8) font remarquer que l'appel fait par le purgatif sur la muqueuse « sollicite la résorption des toxines qui tendent à dialyser à travers la paroi ».

Pour Engström et pour Sordoillet (9), la péritonite peut résulter du passage *facile* des germes au travers de la paroi intestinale paralysée, uniquement paralysée.

Pour Jeannel (10) « non seulement le retour de la contrac-

---

(1) *Revue de chirurgie,* 1888, t. VIII, p. 569-570.
(2) Voy. *Thèse,* Pénel. Bordeaux, 1893. Lavage de l'estomac, in occlusion, p. 39.
(3) *Thèse,* Paris. Septicémie péritonéale, 1895, p. 68, 70, 72...
(4) Voy. plus loin : Marcus *Wien. klin. Wochensch.*
(5) Experimentelle untersuchungen... *Deutsche Zeitschrift f. ch.,* p. 458-556, 1900, LV. 5-6.
(6) Traité des mal. des ovaires. Trad. Olivier. Paris, 1886, p. 404.
(7) Traité de médecine. Brouardel-Gilbert.
(8) Traité de thérapeutique chir., 2e édit., t. II, p. 608.
(9) V. Bail. *Arch. f. klin. chir.,* LXII, 2, 1900, p. 370.
(10) Chirurgie de l'intestin. Paris, 1898, p. 54.

tilité intestinale témoigne de l'asepsie péritonéale, mais il la procure, car tout intestin parésié et météorisé est un intestin dont l'imperméabilité aux matières septiques contenues dans sa cavité est compromise ».

Ramsay (1) croit également à la traversée des parois par les bactéries pathogènes.

M. W. Van Arsdale (2) estimant que dans les cas de péritonite compliquée d'obstruction intestinale, l'évacuation du contenu intestinal s'impose, ajoute qu'elle offre l'avantage de faire éviter l'absorption des toxines et de favoriser la disparition de l'exsudat péritonéal par une sorte de drainage intestinal.

Henri Heusch (3) écrit d'abord : « la péritonite traumatique, par contusion de l'abdomen, sans lésions viscérales..... existe réellement. »

Et plus loin : « Le traumatisme » agissant sur les plexus nerveux de l'abdomen « amènerait une paralysie réflexe du tube digestif et des autres organes abdominaux....., l'intestin paralysé se laisserait distendre, constituant une sorte de cavité remplie de liquides et matières en stagnation ; la muqueuse intestinale troublée dans son innervation se modifierait et dès lors, les bactéries traverseront la paroi comme dans une anse étranglée. ».

Binaghi (4) croit à la migration des bactéries et pense qu'il suffit pour l'obtenir de léser le péritoine, dont l'endothélium est, avec les systèmes ganglionnaires et lymphatiques, un des appuis les plus précieux à la barrière formée par la muqueuse intestinale.

Posner et Cohn (5) l'ont récemment admise, et pour eux,

---

(1) *Americ. Journ. of obstetr.*, v. XL. July-décember 1899, p. 71-72.

(2) *Annals of surgery*, 1899, p. 1 à 9. The treatment of the intestinal paralysis...

(3) H. HEUSCH. *Thèse*, Lyon, 1898, p. 10-37.

(4) R. BINAGHI. *Riforma medica*, 1899, p. 435-437, 447-449, 458-460.

(5) Je ne puis donner ici le détail de ces travaux. Je dirai seulement ceci : Leurs expériences ont été faites à l'Institut fur medicinische diagnostik zu Berlin. Après

nombre de cystites reconnaissent une origine intestinale après coprostase (opinion d'ailleurs combattue par Marcus) (1).

Vautrin (2) nous dit que le moindre inconvénient de la paralysie intestinale est de créer un état léger d'infection qu'on a improprement appelé *stercorémie* ; mais que, « ce qui est plus important et plus fâcheux, c'est qu'elle prédispose à l'infection péritonéale par migration des agents microbiens et du colibacille en particulier, à travers les tuniques distendues et parésiées ».

Roux de Lausanne (3) a écrit en toutes lettres : « La paroi intestinale de l'homme est très susceptible vis-à-vis de l'infection, et il ne faut jamais compter sur des anses infiltrées ou parétiques, si l'on veut éviter l'infection péritonéale, et obtenir une circulation normale des aliments. »

Enfin les accoucheurs ont admis cette réalité du passage des bactéries, et déjà dans une leçon professée à la Charité, le 24 décembre 1892, le Dr Budin parlait des « péritonites spéciales d'origine intestinale, tout à fait différentes des affections puerpérales ordinaires, et n'ayant d'autres causes que la rétention et l'accumulation de matières fécales ».

Faudra-t-il citer encore toutes les affections abdominales auxquelles une origine spécialement intestinale fut attribuée (4) ? Cela n'est point nécessaire, je crois.

---

avoir obturé la région génito-anale par le collodion et la bouillie plâtrée, ils retrouvaient le colibacille dans l'urine, le sang du cœur, le foie, la rate. Le prodigiosus, injecté en bouillon dans le rectum, apparaissait dans l'urine, le rein, le péritoine, le foie, la rate, le cœur, de même pour le staphylocoque.

De plus, 24 heures, et au grand minimum, 18 heures d'attente sont nécessaires dans ces expériences. *Berlin. Klinisch. Wochensch.*, 3 septembre 1900, p. 798-800.

(1) Marcus prétend que si ses résultats, à lui, sont différents de ceux des auteurs qui précèdent, c'est que, lui, il a *lié* et non pas bouché au collodion, en sorte que, par son procédé, il n'y a pas de traversée intestinale, et cela, malgré une attente de 24 heures. *Wien. klin. Wochensch.*, 3 janvier 1901, p. 11-15.

(2) *Revue de gyn. et de chir. abdom.*, 1901, p. 946. L'infection colibacillaire.

(3) *Revue de gyn. et de chir. abdom.*, 1900, p. 789.

(4) Pozzi. *Société de chir.*, décembre 1890 et Traité de gyn., p. 661.

*
* *

Si l'on s'en rapporte à tout ce qui vient d'être dit, il apparaît que la nécessité de rétablir, et de rétablir *au plus tôt* la perméabilité du calibre intestinal est de toute évidence. Reste à savoir maintenant si la réalisation *pratique* de ces justes théories est chose possible ; en d'autres termes, si l'intestin déjà « étonné » par de multiples manipulations, ne saurait s'offenser contre les secousses d'un purgatif, et si ses parois n'auront pas à souffrir de cette nouvelle cause d'irritation.

Pour répondre à cette question, les faits seuls peuvent parler :

Tout d'abord, ouvrons le *traité théorique et pratique des maladies chirurgicales du canal intestinal,* de Jobert (1), tome I, à la page 80, nous y verrons une observation de Cloquet, relatant un cas de guérison *après entérorrhaphie,* bien que le soir même de l'intervention, le chirurgien eût provoqué une selle abondante, que le troisième jour il ait administré un second lavement, et le quatrième jour, une purgation ricinée.

Passons à l'ouvrage de M. Jeannel (2) sur la *Chirurgie de l'intestin* ; nous y lisons qu'il faut traiter un entérorraphié comme un laparotomisé quelconque, c'est-à-dire par le purgatif hâtivement administré, et cela, bien que l'intestin qui, lui-même, a subi l'intervention, soit beaucoup plus atteint dans sa vitalité à cause, non seulement des manipulations et des éviscérations qu'il a subies (ainsi que dans toute laparotomie), mais aussi à cause de la plaie et de la suture, l'une allongeant singulièrement l'opération, toutes deux atteignant une région à riche innervation et à vascularisation très active.

Nous lisons encore dans le traité de thérapeutique chirur-

----

(1) JOBERT. T. I. Paris, 1829, p. 80, 81, 82.
(2) Chirurgie de l'intestin. *Loc. cit.,* p. 54 et 55.

gicale de Forgue et Reclus (1) que l'un de ces auteurs a purgé à la trentième heure un jeune opéré de résection intestinale, et cela sans le moindre dommage pour l'intestin.

Enfin, ne voyons-nous pas employer, après la cure radicale, le purgatif précoce, voire le purgatif immédiat ou quelques heures après l'opération ?

Ramsay ne conseille-t-il pas dans certains cas la purgation dès le réveil anesthésique ? Ne dit-il pas en toutes lettres qu'il croit « d'après son expérience et à l'encontre de l'opinion générale, que les tentatives précoces pour mettre en mouvement l'intestin, tendent plutôt à diminuer les malaises post-opératoires » ?

N'était-ce pas avant lui, l'opinion de T. Byford ?

Enfin (ceci c'est le bouquet !) :

A. Marmaduke Sheild n'a-t-il pas pratiqué, *au cours même de l'opération,* l'introduction directe de purgatifs dans l'intestin, par canules fines (2) ???

Et Maylard (3) ne recommande-t-il pas, après l'incision de l'intestin dans les cas de péritonite avec paralysie considérable, l'injection par la bouche intestinale d'une solution de sulfate de magnésie ?

Conclusion : Il n'y a maintenant plus de doutes à avoir ! Nous ne pouvons pas nous contenter de dire : « L'action du purgatif est de première importance. » Il nous faut encore ajouter : « Son efficacité sera d'autant plus grande, que la

---

(1) Forgue et Reclus. *Loc. cit.,* p. 702.

(2) Soyons précis ! Cette méthode, il l'a employée seulement jusqu'à maintenant dans des cas d'appendicite perforante, et ici l'introduction fut faite par le moignon appendiculaire (5 cas), mais elle lui a donné, dit-il, des résultats si satisfaisants, qu'il n'hésite pas à dire que dans d'autres cas la solution pourrait être directement introduite dans le cæcum par piqûre oblique de la canule à travers l'épaisseur des tuniques digestives.

3 drachmes de sulfate de magnésie, X gouttes de teinture de noix vomique, 1 drachme de glycérine, une once d'eau. Deux heures après : lavement térébenthiné. *Brit. med. Journ.,* 1901, 28 décembre, p. 1 864.

(3) Maylard. *Loc. cit.,* p. 843.

médication aura été mise en œuvre de meilleure heure, chose qui peut être faite *sans inconvénients* ! »

*
* *

Et maintenant, de ce que cette méthode d'évacuation possède en elle-même l'inappréciable bienfait de stimuler l'atonie de l'intestin, de réveiller ses contractions, de s'opposer aux fermentations, d'arrêter les migrations bactériennes, doit-on conclure qu'elle soit le seul et unique moyen à mettre en usage ?

Il suffit de lire les observations pour voir clairement que, parfois, des procédés d'une innocuité et d'une simplicité beaucoup plus grandes, ont été, eux aussi, d'une réelle efficacité ; que des moyens plus énergiques, d'ailleurs, que le purgatif, ont quelquefois porté heureusement secours à l'action évacuante ; que d'autres fois on eut recours avec succès à des pratiques quelque peu singulières (nous l'allons voir) mais ayant aussi l'évacuation pour objectif, et enfin qu'il est quelques variétés thérapeutiques inspirées de modifications apportées aux méthodes antérieurement employées.

De ces pratiques, qui sont, du reste, assez multipliées, j'oublierai certainement quelques-unes ; mais je n'ai point la prétention de les passer toutes en revue.

Je dirai seulement :

La plus simple est celle qui consiste à vaincre tout bonnement la résistance mécanique du sphincter anal. Elle commande l'introduction anale d'un tube flexible, par exemple, d'un tube de Faucher, avec le soin très important, d'aller en quelque sorte à la recherche des gaz et d'enfoncer l'instrument à une profondeur suffisante.

Une autre manière de faire consiste en l'emploi des lavements, soit qu'on ait recours à l'huile, soit qu'on use de la glycérine, soit encore qu'on utilise l'eau salée simple ou l'eau salée boriquée. Dans tous ces cas, il est bon : 1° de recourir à des doses suffisamment élevées : 2 à 4 litres ; 2° d'agir avec lenteur ; 3° d'employer le bock en l'élevant de 3o à 6o centimètres au-dessus du lit.

Il est une méthode beaucoup plus énergique que les précédentes ; c'est celle des lavements électriques. Je ne crois pas avoir à la décrire ici, après les excellents exposés qui en ont été faits ailleurs (1).

Jayle écrit de cette méthode que sous ses yeux elle a souvent amené seule la cessation de véritables phénomènes de pseudo-iléus post-laparotomiques.

Célos (2) en dit qu'elle est un moyen thérapeutique d'une grande puissance, qu'il faut la garder « pour la bonne bouche », ne pas la prescrire en premier lieu, et la réserver comme grand moyen.

Ce qui est certain c'est qu'il ne faut pas attendre pour l'administrer que les tuniques de l'intestin aient perdu toute sensibilité, même à son action ; c'est que ce moyen qui est très bon, qui est excellent, exige un outillage pas toujours facile à se procurer ; c'est encore qu'il ne faut pas en abuser, et que, même si l'on est absolument certain qu'il s'agit d'état paralytique, l'insuccès d'une séance d'électrisation ne permet pas de revenir à ce procédé quelques heures plus tard.

Célos a dit cependant (3): « S'il reste sans effet, on pourra le répéter », il ajoutait d'ailleurs aussitôt : « mais il faut bien savoir que pour en retirer bénéfice, il faut l'ordonner de bonne heure, et souvent le répéter 4 ou 5 fois. »

Je ne citerai que pour mémoire la méthode d'introduction rectale d'oxygène pur préconisée par Clément Cleveland (4) et qui dans un cas de paralysie non post-opératoire a donné un insuccès complet (5); la méthode d'introduction directe

---

(1) Voy. Lejars. *Loc. cit.* (chirurgie d'urgence),
(2) *Loc. cit.*, p. 258.
(3) *Loc. cit.*, p. 258.
(4) *Medic. Record*, 5 january 1901. New-York.
(5) Dr V. Bugiel. Communication orale, novembre 1903.

de purgatifs au cours de la laparotomie ; le procédé d'évacuation des gaz par ponctions, et dont se sont bien trouvés
le Pr Demons (1) d'une part, MM. Dubourg et Durodier (2)
d'autre part (3) ; et enfin l'action de la strychnine employée
d'après Giresse (4) par certains auteurs, avant et après l'intervention « pour lutter contre la parésie intestinale » et
même ayant amené des guérisons.

Les dernières méthodes dont il me reste à dire un mot
sont peut-être plus dignes de retenir l'attention ; je veux
parler ici du traitement par les antiseptiques intestinaux,
par application de purgatifs à doses faibles et successives, et
par l'entérostomie.

De la première je dirai peu de chose, car elle ne peut
être considérée que comme un adjuvant des autres méthodes,
adjuvant d'ailleurs très précieux, ainsi que nous le montre
avec beaucoup de clarté l'une des observations qui précèdent.

La seconde, très employée par les opérateurs d'outre-mer,
est surtout mise en œuvre et très à recommander comme
médication préventive. Néanmoins, après l'intervention, son
usage est aussi très conseillé et je ne saurais mieux faire,
pour l'exposer, que citer textuellement quelques auteurs :

Ramsay écrit : « Des doses de 1 drachme (3^{gr},888) de sulfate de magnésie, sont données aussitôt après l'opération, et
toutes les heures ; puis un petit lavement d'eau chaude et
de glycérine est administré après la sixième dose de ce sel,
et toutes les trois heures ce lavement est recommencé, tout
cela continué jusqu'à apparition des gaz et des mouvements
intestinaux (5). »

« Prescrivez à votre opérée, disent Forgue et Reclus, l'eau

---

(1) *IVe Congrès français de chirurgie.* Paris, 1889, p. 53.
(2) Célos. *Loc. cit.*, p. 238 et seq.
(3) Au sujet de la ponction intestinale. Voy. aussi Trèves. *Loc. cit.*, p. 538 et seq.
(4) *Thèse*, Paris, 1896, p. 75. — Voy. encore J.-B. Shober, Noble, etc. *The
am. Journ. of obst.*, 1898, p. 299-306 et 346-347.
(5) Ramsay. *Loc. cit.*, p. 70.

Batigne. 6

de Janos par petits verres à Bordeaux, où le calomel à doses fractionnées de 15 centigrammes toutes les heures jusqu'à production d'une garde-robe (1)... », etc., etc... C'est encore la méthode de Shober, de Noble... A dire vrai, ce n'est ici qu'une bien légère modification de la médication purgative proprement dite, puisque, en somme, toute la différence ne consiste qu'en l'administration pure et simple de doses *frac-tionnées*. Il est donc inutile d'en dire plus long.

Quant au traitement par l'entérostomie, il est essentielle-ment américain.

Dans un travail de 1899, Van Arsdale (2) donne des obser-vations de traitement de la paralysie intestinale par l'entéros-tomie, et il conseille, sans l'ériger en règle générale, l'ouverture de l'intestin dans la paralysie péritonitique.

De son côté Ern. Maylard (3) recommande la laparotomie et l'incision de l'intestin suivie de suture immédiate, dans les cas d'obstruction aiguë et de paralysie accompagnant la péri-tonite.

Hamilton pense à peu près de la même manière.

« Henrotin de Chicago, Hadra (4) ont proposé la création d'un anus artificiel lorsqu'on suppose que la rétention intes-tinale aggrave l'état du malade. »

Mais Ricard et Launay, auxquels j'emprunte la citation pré-cédente, font remarquer « que la création d'une fistule intes-

---

(1) Forgue et Reclus. *Loc. cit.*, t. II, p. 600. — Shober, Noble. *Loc. cit.*

(2) W.-W. Van Arsdale. *Annals of surgery*, 1899, p. 1-9. The treatment of the intestinal paralysis...

(3) E. Maylard. Remark upon the operative treatment of distended small intes-tine in acute obstruction and in acute peritonitis. *British med. Journ.* London, 8 april 1899, p. 842-843. Cet auteur fait suivre son court article de 4 observations : périto-nite aiguë par perforation de l'appendice, appendicectomie, entérotomie, guérison. Obstruction intestinale aiguë par coudure de l'iléon due à des adhérences, laparo-entérotomie, guérison temporaire. Péritonite supp. aiguë, diffuse, laparo-entéroto-mie, guérison. Obstruction intestinale aiguë par volvulus (?) de l'intestin grêle, laparo-entérotomie, guérison.

(4) Voy. Ricard et Launay. Thérap. chirurg. Paris, 1903, p. 519.

tinale, d'un anus de petite dimension..... n'est ni longue ni difficile » qu' « elle semblerait avoir aidé à la guérison dans quelques cas où celle-ci paraissait impossible », mais que « cependant on sait par l'expérience de l'entérostomie dans l'iléus paralytique, que l'ouverture intestinale ne vide que les parties toutes voisines de l'anus nouveau, grâce aux contractions intestinales qui segmentent le tube digestif ».

*
* *

Il résulte de ce rapide exposé que, si le chirurgien a à sa disposition une méthode d'évacuation, de drainage intestinal, sûre, active, énergique, rapide, utile par conséquent et efficace dans les cas aigus où le danger est pressant ; par contre, il possède aussi des moyens moins bruyants, plus simples, plus appropriés à des accidents moins immédiats ; ayant donné suivant les cas des résultats non contestables, et parmi lesquels son sens clinique devra faire un choix lorsqu'il sera aux prises avec l'une quelconque des formes que nous venons de passer en revue.

CONCLUSION

La conclusion générale de ce long exposé est qu'il est du plus haut intérêt de combattre *dès son début* la paralysie intestinale, car les médications précoces chassent le contenu de l'intestin, s'opposent à la dialyse, arrêtent les fermentations, sont (s'il s'agit des purgatifs) un des éléments fondamentaux du diagnostic de la septicémie suraiguë, n'altèrent nullement les parois, et que vraiment, si elles ont des inconvénients, on ne saurait oser les mettre en parallèle avec les accidents péritonéaux, qu'on est en droit de redouter !

Combattons donc *de parti pris* la paralysie intestinale !

De parti pris, puisqu'elle existe toujours.

De parti pris, puisque, même atténuée, elle fatigue les malades et risque de subir une transformation aggravante.

De parti pris, puisque, intense, elle tire sa gravité de deux sources : 1° de l'absorption intestinale des poisons ; 2° d'un non-fonctionnement de l'émonctoire intestinal.

** * **

Pour agir, deux méthodes nous appartiennent ; l'une à action préventive, l'autre à action consécutive.

Dans la première, les soins à prendre seront toujours les mêmes à peu de chose près.

Dans la seconde ils varieront suivant que le traumatisme péritonéal aura été sérieux, ou bien, qu'il se sera agi d'un cas simple.

Voyons d'abord les soins préventifs !

Tout malade devant être laparotomisé sera purgé, mais la purgation, contrairement à un usage trop répandu, ne sera pas administrée seulement la veille de l'opération. Au contraire, si la chose est possible, il sera bon de renouveler cette opération plusieurs fois pendant les quinze jours ou les trois semaines qui précèdent l'intervention.

Comme purgatif on emploiera le calomel, le sulfate de magnésie, préférablement à l'huile de ricin (Malcolm..., L. Tait...) qui a le tort d'être *simplement évacuante.*

Le matin même de l'opération, un lavement sera administré. Mais ici aussi, *un seul* n'est pas suffisant. Il est en effet très fréquent de constater au moment d'une intervention, et particulièrement au moment d'une intervention périnéale ou vaginale, que la malade une fois anesthésiée évacue des matières liquides sur les mains de l'aide chargé de la toilette immédiate préopératoire, matières dont l'abondance et la nature témoignent, jusqu'à l'évidence, de l'insuffisance du lavement unique.

Ces faits ne devraient pas se produire.

Il sera bon souvent, surtout dans les cas où l'on aura des motifs de croire l'opération laborieuse, de pratiquer aussi l'antisepsie intestinale.

Bouchard a dit quelque part : « Je voudrais qu'on fît l'antisepsie intestinale avant toute opération. » Rien n'est plus juste, et il faut que cette pratique, d'ailleurs en usage quand il s'agit des interventions sur l'intestin lui-même, soit également généralisée à toute opération abdominale.

Vautrin recommande l'usage du naphtol « qui par son défaut de solubilité, n'expose pas le malade à l'intoxication, et peut être donné pendant plusieurs jours à de fortes doses et à titre préventif » et qui pour cette même raison, n'étant pas trop rapidement absorbé, n'agit pas seulement sur les premières portions de l'intestin, mais bien plutôt sur sa totalité.

Jeannel, de son côté, recommande le benzonaphtol à la dose de 2 à 4 grammes par jour.

Reste la question du régime; elle n'est pas la moins importante à régler.

En effet, d'une part, l'introduction d'aliments quelconques équivaut à annihiler en partie l'action purgative; d'autre part, cependant, on ne saurait condamner un sujet à l'inanition, sous prétexte de l'aseptiser.

Il faudra donc pratiquer l'alimentation, *mais l'alimentation la plus facilement absorbable,* celle qui donnera le minimum de résidus, celle, par conséquent, la moins apte aux fermentations.

Le régime lacté tendant à l'idéal d'asepsie intestinale (Gilbert et Dominici) sera largement employé, mais comme nous savons par expérience que le plus souvent on ne peut immobiliser le malade dans ce mode d'alimentation (1), il faudra songer au bouillon, au lait, aux œufs, aux purées qu'on administrera quelques jours avant l'intervention — avec suppression totale à partir du dernier purgatif — celui de la veille qui, lui, devant débarrasser complètement l'intestin, n'admet que l'abstinence, ou, dans de certains cas, une petite quantité de lait seulement.

*
* *

Je serai bref au sujet des précautions à prendre pendant l'acte opératoire lui-même. Il y aurait cependant beaucoup à dire, mais quoi, qui ne soit répété et bien connu ?

Il faut d'abord veiller à une température ambiante convenable, et se rappeler, au moment où l'on saisit le bistouri, que le temps étant un facteur de premier ordre « le succès sera toujours au laparotomiste expéditif » car « dans des interventions

---

(1) Variabilité des tolérances du lait. Voy. Ebstein. *Loc. cit.*, p. 194, en note.

lentes, des germes plus nombreux ont le temps de tomber dans la cavité péritonéale, l'intestin à l'occasion de se léser et de se refroidir, le grand splanchnique de s'irriter... » car les accidents de schock apparaissent alors plus facilement...

Gallard disait : « Je trouve que depuis qu'ils ont les anesthésiques à leur disposition, les chirurgiens en prennent beaucoup trop à leur aise pour pratiquer leurs opérations et les font durer outre mesure (2). »

Le chirurgien ne devra pas non plus oublier que l'intestin doit être vu le moins possible et que pour cela plusieurs points doivent être présents à son esprit : nécessité aussi absolue que possible des petites incisions, importance pour l'aide de maintenir la plaie abdominale ouverte au minimum ; manœuvres pratiquées hors du ventre dès que cela est possible ; intestin jamais à nu, toujours protégé contre sa tendance à faire issue au dehors, et par conséquent, tiraillé et manipulé le moins possible (3) — avantages de la position de Trendelenburg (4) — avantages des lavages à l'eau chaude contre le collapsus, prudence dans l'application de ce procédé..., etc., etc.

Je n'insisterai pas davantage, désireux d'en arriver au point vraiment important de ce traitement : aux soins post-opératoires.

*
* *

Après l'opération, une surveillance *très minutieuse* du malade est nécessaire *pendant les 24 premières heures,* et cela : pour dépister le ballonnement abdominal.

---

(1) Forgue et Reclus. *Loc. cit.,* t. II, p. 586.
(2) Gallard. Leçons clin. sur les mal. des ovaires. Paris, 1886, p. 457.
(3) Voy. Malcolm. *Loc. cit.,* p. 60.
(4) C'est en vue de cette même protection de l'intestin que K. Roser, de Wiesbaden, imagina son pare-intestin. *Centr. für chir.,* 1898, n° 11, p. 297.

Il faut penser à ce ballonnement, il faut s'en méfier, *il faut l'attendre,* tout en sachant fort bien cependant que s'il s'agit d'un opéré ayant sérieusement subi le traitement préopératoire (ce qui n'a malheureusement pas été toujours possible) on doit avoir beaucoup moins de craintes.

Quoi qu'il en soit, *dès l'apparition du tympanisme,* il faudra introduire dans le rectum, un tube de caoutchouc, en prenant la précaution de l'enfoncer à une profondeur suffisante ou bien : administrer un lavement huileux, ou bien encore, donner une injection d'eau salée.

Bien souvent, ces moyens, très simples, suffiront à eux tout seuls à ramener la tonicité des tuniques, par suite : le dégagement de gaz plus ou moins abondants et conséquemment le bien-être. Mais il faut bien savoir qu'il peut être nécessaire de les renouveler une ou plusieurs fois.

Et d'ailleurs, il n'est pas dit que toutes ces tentatives soient toujours couronnées de succès ; le ballonnement peut s'accroître ; avec lui : le malaise, l'oppression, l'inquiétude... n'hésitons pas alors, et cela : *dès le lendemain même de l'intervention,* à faire administrer un purgatif, soit calomel, soit eaux minérales Janos, Rubinat, Carabana. D'ordinaire l'intestin ne résiste pas à ces sollicitations purgatives et l'on voit alors, grâce à elles, les symptômes alarmants se dissiper.

Il peut se faire encore que les évacuations ne se produisent pas, qu'aucun gaz ne soit émis, que la tension abdominale augmente, il faudra donc agir plus activement ; cependant, il est bon de le dire : Pour avoir le droit absolu de proclamer cette insuffisance du purgatif, il serait juste, il serait même nécessaire d'employer concurremment soit la sonde rectale, soit le lavement, de manière à soulager l'effort fait par l'intestin.

Ce lavement sera tout bonnement un lavement simple. Diverses mixtures ont été cependant préconisées, mais il est vrai : employées *seules* et *systématiquement.* C'est ainsi que Célos recommande l'usage d'un lavement composé de savon de Marseille (40 grammes) et de sel gris (une cuillerée), que les Américains emploient l'eau savonneuse et la glycérine, que Polaillon se servait avec succès de sulfate de quinine associé au chloral, que Pozzi use d'un lavement composé de 6 cuillerées de vin de Bordeaux et de 3 cuillerées de glycérine, etc.

Après avoir recouru à ces moyens d'action, si vraiment on éprouve encore un insuccès, il ne faut pas hésiter à mettre en usage le lavement électrique, car en effet, à ce moment, non seulement l'anus n'a rien évacué encore, mais même l'agitation du malade augmente, le purgatif a déjà été rendu par la bouche, et dans tous les cas, les vomissements qui existent maintenant ne sauraient être sous la dépendance d'une origine chloroformique.

Devant le résultat infructueux d'une seule application électrique, on ne devra pas reculer, dit *Célos* ; on pourra être appelé à la renouveler 4 ou 5 fois, en n'oubliant pas, bien entendu, qu'ici, comme dans tous les cas de thérapeutique abdominale, plus grandes sont les chances de succès si l'application est hâtive.

*
* *

Nous voici maintenant en présence d'un cas dans lequel ni les lavements, ni les purgatifs, ni l'électricité n'ont amené de résultats. Alors la situation relève de l'intervention chirurgicale directe. Il s'agit ici, en effet, ou d'occlusion intestinale vraie, ou de septicémie péritonéale suraiguë et la situation se présente avec la plus haute gravité.

Ce qu'il faut faire alors en pareille occurrence a été dit ailleurs :

Enlever le pansement, faire sauter les sutures, examiner l'intestin ;

Rechercher un obstacle, pratiquer une bouche, laver, établir un drainage... voilà tout autant de points autre part traités, et qui d'ailleurs ne s'adressent pas d'une façon toute directe à notre sujet, mais bien plutôt, tiennent aux affections de l'intestin ou du péritoine.

Ce qui est parfaitement certain, c'est que :

Plus l'intestin sera aseptisé *avant l'opération* ;

Plus il sera ménagé *pendant l'opération* ;

Plus tôt la perméabilité de son calibre sera rétablie *après l'opération* ;

Moins on aura à intervenir chirurgicalement, et *plus* le tableau des suites post-laparotomiques, déjà singulièrement éclairci, il est vrai, depuis l'avènement de l'antisepsie, verra les ombres disparaître de son fond, et avec elles : bien des ennuis, bien des préoccupations, bien des émotions qui parfois le troublent encore.

BIBLIOGRAPHIE COMPLÉMENTAIRE

Lemonnier. — *Thèse*, Paris, 1857.

Desmoulins — Paris, in-32 (constip.), 1864.

Henrot. — *Thèse*, Paris, 1865.

Denarié. — *Thèse*, Paris, 1869.

Lereboullet. — *Gazette hebdom.* (constip.), 1875.

Terrillon. — *Gazette méd.*, p. 29, 1875.

Poupon. — *Thèse*, Paris, 1885.

Collas. — *Thèse*, Paris, 1890.

Gangolphe. — *Semaine méd.*, p. 159, 1893.

Nicaise. — *Revue de chir.* (purgat.), 1893.

Tuja. — *Thèse*, Lyon, 1894.

Barbier. — *Thèse*, Paris, 1894.

Adenot. — *Gazette hebd.*, 16 mars 1895.

Naoumoff. — *Thèse*, Montpellier, 1896. — *Péritonites.* — Classiques.

Béco. — *Archives de méd. expérim.*, n° 1, 1897.

L. Coulomb. — *Thèse*, Lyon, 1901.

A. Mouchet (de Sens). — Invagination iléo-cæcale..., laparo..., paralysie intestinale..., anus médian..., mort. *Société anat.*, 1902, p. 885.

— *Revue française de méd. et de ch.*, n° 17, 16 mars 1903, p. 403.

Olshausen. — *Cent. f. gyn.*, 1888, n° 1, p. 10.

Sænger. — *Cent. f. gyn.*, 1888, n° 26, p. 430.

Cobbet et Melsome. — *Cent. f. allg. Path.*, IX, 827-838, 1898.

Hamilton. — *Brit. med. journ.*, april 1899, p. 1025, London.

J. Pal. — *Wien med. Presse*, 3 nov. 1901.

Stasburger. — *Deut. arch. f. klin. med.*, LXVII, 3-4 et 5-6.

Albeck. — *Arch. f. klin. chir.*, t. LXV, fasc. 3.

CHARTRES. — IMPRIMERIE DURAND, RUE FULBERT.

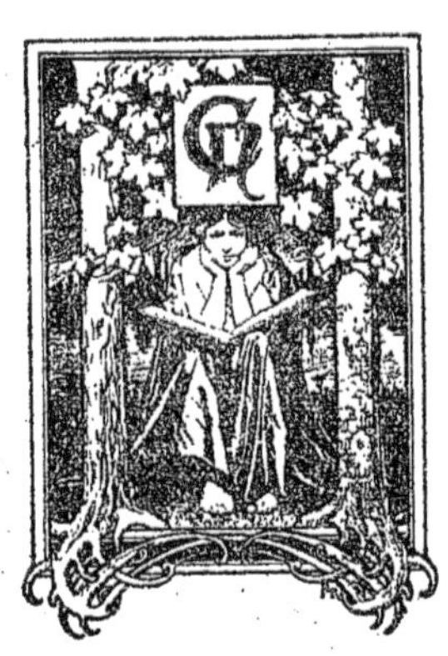